21 世纪高等医药院校规划教材

预防医学实习指导

（第三版）

范 杉 王南平 覃 思 主编

科学出版社

北 京

内 容 简 介

本实习指导分为卫生学、医学统计学、流行病学三部分。其中，实习一至实习六为卫生学的实习内容；实习七至实习十四为医学统计学的实习内容；实习十五至实习二十为流行病学的实习内容。本实习指导突出"三基"，强调理论联系实际，注重培养学生的动手、动脑能力，将案例与专业知识相结合，并与理论教材相匹配，通过总结和汲取前两版实习指导的编写经验和成果，充分体现指导的科学性、实用性。

本实习指导主要供五年制临床医学等专业学生使用，也可供医学其他专业学生及医学相关专业专科生使用。

图书在版编目（CIP）数据

预防医学实习指导/范杉，王南平，覃思主编. —3 版. —北京：科学出版社，2021.3

21 世纪高等医药院校规划教材

ISBN 978-7-03-068143-0

Ⅰ. ①预… Ⅱ. ①范… ②王… ③覃… Ⅲ. ①预防医学－医学院校－教学参考资料 Ⅳ. ①R1

中国版本图书馆 CIP 数据核字（2021）第 033875 号

责任编辑：邵 娜 丁彦斌/责任校对：高 嵘
责任印制：彭 超/封面设计：苏 波

科 学 出 版 社 出版
北京东黄城根北街 16 号
邮政编码：100717
http://www.sciencep.com

武汉市首壹印务有限公司印刷
科学出版社发行 各地新华书店经销
*

2021 年 3 月第 一 版 开本：787×1092 1/16
2021 年 3 月第一次印刷 印张：11 1/4
字数：288 000

定价：59.00 元
（如有印装质量问题，我社负责调换）

前　言

  预防医学作为整个医学教育的重要组成部分，是一门与临床医学密切相关的重要课程。"健康中国"建设已上升为国家战略，从目前我国出台的一系列卫生与健康相关改革政策和《国务院办公厅关于深化医教协同进一步推进医学教育改革与发展的意见》的文件精神可以看出，医学生不仅要通晓临床各科疾病及其诊断、治疗、康复的理论与技能，而且更应掌握预防、保健和健康管理的基本理论与技能。临床医学等专业学生学习预防医学，重点是认识环境、人群、健康的关系，树立环境、群体、预防的观念，掌握预防医学的知识和技能，为以后运用预防医学的思维方法开展医疗卫生服务打下基础。

  预防医学是一门实践性很强的应用科学，在研究方法上注重微观和宏观相结合，为此，要求医学生通过预防医学的学习，达到三点目的。

  第一，加深巩固预防医学观念、知识和技能，树立预防为主、防治结合的思想。

  第二，掌握预防医学的微观和宏观相结合的研究方法，能较全面地观察及分析问题。

  第三，培养自己良好医德，提高理论联系实际和独立工作的能力。

  本书紧扣基本知识体系和能力培养两个环节，理论教学与实习实践紧密衔接、课内与课外相联系、线上与线下相结合，提高学生发现问题、分析问题、解决问题的学习能力、实践能力与创新能力。本书涵盖卫生学（包括环境卫生学、营养与食品卫生学、职业卫生与职业医学）、流行病学、医学统计学等内容。本书编写时，在注重基本理论、基础知识与基本技能的基础上，充分考虑高阶性、创新性与挑战度，以适应不同专业、不同层次的本科生教学使用。

  本书与时俱进，首次采用码题在线学习平台，将海量题库资源组合为一书一码，无须下载安装，微信扫码进入小程序，即可开启自主学习，不受学习时间、地点限制，适应新媒体时代学生个性化、碎片化学习的要求。码题在线学习平台的采用是本版教材修订的一大亮点，必将有力地促进学生提高学习能力和学习效率。

  在本书编写过程中，各位编委成员真诚合作，齐心协力，以严谨治学和一丝不苟的科学态度完成书稿。本书是在第一、二版基础上修订的，在此对前两版的作者表示衷心的感谢。

  本书的编写力求概念明确、语言简洁、通俗易懂。由于编者水平有限，书中难免出现疏漏之处，真诚希望广大读者、同行和专家提出宝贵意见，以便我们在今后的工作中持续改进。

编　者
2020 年 11 月

目　　录

绪论 实验或实习过程的一般知识

一、目的要求

学生通过动手实践操作和案例分析讨论，加深和巩固课堂上所学的卫生学（包括环境卫生学、营养与食品卫生学、职业卫生与职业医学）、流行病学、医学统计学等方面的理论知识，掌握运用 SPSS 软件处理数据的基本操作技能，并能熟练运用常见流行病学研究方法分析相关资料、指导预防医学与公共卫生实践。

二、实验室常规

（1）实验前学生必须认真预习实验内容，明确当次实验的目的、要求、原理、操作步骤和规程。医学统计学和流行病学实习前，要求复习配套理论教材中的有关内容，熟悉各项指标的基本概念、常用统计方法和计算步骤，避免盲从。

（2）实验前，学生要检查实验仪器及药品是否齐全，若不齐全则应请示老师添加补齐。

（3）实验中，学生要保持安静，不准高声谈笑、吸烟、随地吐痰、乱丢杂物纸屑。

（4）学生在实验中必须严格遵守操作规程，服从老师指导，不得随意改变指定的操作。如违反操作规程或不听从指导造成仪器设备损坏等事故，应按规定予以处理。

（5）进行实验时，学生要认真、耐心、细致地观察实验现象，分析现象发生的原因。对于实验的内容、观察到的现象和得出的结论，学生应实事求是，并随时做记录，不得抄袭、篡改、臆造实验结果。

（6）学生要爱护公共财物和仪器设备，对于贵重仪器和不熟悉的仪器，须经老师讲解、指导后再动手操作。如仪器设备发生故障，应及时报告老师，并等候处理。注意节约药品、用水、用电、用气。

（7）实验失败或中途发生问题时，学生不要盲目重做，应仔细分析，找出原因。必要时请示老师后再重做。

（8）注意实验室的整洁安全，实验残液、废渣及其他一切废物应盛放在废物缸中，不可随意倒在水槽、桌面及地上。回收试剂应倒入指定的回收瓶。

（9）做完实验后，学生要根据实验内容认真完成实验报告。报告应如实反映实验情况，做到字迹工整、语句通顺、文字简练、图表清晰、数字对齐。学生应按照指定的实验报告格式填写，并及时提交给老师批阅。

（10）实验完毕后，学生要将用过的所有器皿清洗干净，放回指定位置，将实验台面收拾干净，放好凳子，保持实验室的整洁，征得老师同意后方可离开实验室。

（11）值日生应进行当次实验所用实验室整体的清洁卫生及安全检查，整理仪器、药品，打扫室内卫生，清除废物，清理台面和水槽，关好水、电、门、窗等。

（12）学生上机实习时，要遵照老师的指示开机、听课、自主操作学习及关机，以免影响教学过程的正常开展。

三、实验室安全规则

实验中所用药品，有的有毒性，有的有腐蚀性，有的易燃甚至有爆炸性，因此，要严格遵守实验操作规程，预防发生割伤、烧伤、中毒、火灾等事故。要求谨慎、妥善地处理腐蚀性物质和易燃、易爆、有毒物质，且要做到7点。

（1）未经老师签字许可，任何人不得将任何药品、试剂带出实验室。

（2）取用药品，应严格按照实验说明的规定用量。

（3）使用浓酸、浓碱等腐蚀性药品，必须特别小心，防止沾到皮肤上或洒在衣服上。

（4）易燃、易挥发的有毒物质，应远离火源，倒入指定容器中集中处理，不可倒入废液缸内。

（5）对试管里的液体加热时，不可将试管口对着有人的地方，不可加热过猛，以免试管里的液体暴沸飞溅伤人。同时注意被加热的玻璃容器外壁不能有水，防止容器炸裂。

（6）每位实验人员都应熟悉实验室的安全设施及其使用处理方法，如电源闸刀、医用药棉、胶布等，以防万一。

（7）发生事故时，应及时向老师报告，不得迟报、漏报、谎报或者瞒报。违规者，将按规定追究其责任。

四、仪器设备使用及维护

对于实验、实习所用的贵重仪器，学生使用时要小心对待。

（1）学生上机实习时，应爱惜使用计算机。注意保护显示器（屏）、键盘、鼠标，不随意拉扯电源线、网线。未经老师许可在教学公用计算机上不可使用自带的U盘、移动硬盘，也不可随意联网。否则，造成计算机系统中毒、瘫痪，影响教学的正常进行将按规定追究违规者责任。

（2）其他仪器设备的使用应按照本校相关实验室管理规定要求和操作说明执行。

（3）仪器设备如出现故障，学生应及时向老师报告。违规者，将按规定追究其责任。

实习一　环境污染案例讨论

一、目的要求

（1）熟悉环境污染案例的调查分析方法。

（2）了解环境污染所致公害事件的危害性及防治。

（3）掌握室内空气污染的主要来源及其对人体的主要危害。

二、实习内容

案例一：水俣病公害事件

（一）资料 1

水俣湾位于日本九州岛西侧海岸。水俣市是以日本窒素氮肥公司为中心建立起来的市镇，人口约 10 万。

1956 年 4 月，一名 5 岁 11 个月的女孩被送到日本窒素氮肥公司附属医院就诊，其主要症状为脑障碍：步态不稳、语言不清、谵语等。在随后的 5 周内，患者的妹妹和近邻中的 4 人也出现了同样的症状。1956 年 5 月 1 日，该附属医院院长向水俣市卫生当局作了报告，提及"发现了一种不能确诊的中枢神经系统疾病的流行"。因这些人的症状和当地猫出现的"舞蹈病"症状相似，又因病因不明，故当地人称其为"猫舞蹈病"或"奇病"。

公司附属医院、水俣市卫生当局、市医院及当地医师会联合调查后发现，儿童及成年人中都有病例发生，初步调查共发现了 30 例患者，其中一部分自 1953 年就已发病并多数住在渔村。过去对这些患者的诊断不一，有的被诊断为乙型脑炎，有的被诊断为酒精中毒、梅毒、先天性运动失调及其他。因患者发病正赶上各种传染病流行期，且呈地方性和聚集性，故该病被判定为一种传染病并采取了相应的措施。

问题讨论

（1）上述病例可能是什么原因引起的？

（2）为什么当时会判定"奇病"为传染病？

（3）要找出引起本事件的原因，应做哪些方面的调查？

（二）资料 2

1956 年 8 月，熊本大学医学部成立水俣病研究组，对水俣病流行原因进行了调查。他们发现早在 1950 年，在这一水域就曾发现异常现象：鱼类漂浮海面、贝类经常腐烂、一些海藻枯萎。1952 年，人们发现乌鸦和某些海鸟在飞翔中突然坠入海中，有时章鱼和乌贼漂浮于海面，呈半死状态，儿童甚至可直接用手捕捞。1953 年，人们发现猫、猪、狗等家畜中出现发狂致死的现象。特别引人注目的是当地居民称为患有"舞蹈病"的猫，猫的步态犹如酒醉，大量流涎，突然痉挛发作或疯狂兜圈，或东蹿西跳，有时又昏倒不起。1957～1958 年，因这样病死的猫很多，以致水俣湾附近地区的猫到了接近绝迹的程度。但是，水俣湾中的鱼类，大部分仍能继续生存，渔民照样捕鱼，居民仍然以鱼为主要食品。

流行病学调查后，专家们认为该地区的疾病不是传染性疾病，而是因长期食用水俣湾中鱼贝类而引起的一种重金属中毒，毒物可能来自化工厂排出的废水。进一步调查发现，当时工厂的废水中含有多种重金属元素，如锰、钛、砷、汞、铜和铅等。尽管研究人员在环境和尸体中检出了大量的锰、钛，但以猫进行实验时却不能引起与"奇病"相同的症状。虽然研究组未能找到致病物质，但他们在 1957 年的研究中发现，从其他地区移来放到水俣湾中的鱼类，很快蓄积了大量的毒物，用这些鱼喂猫时，出现了水俣病的症状。即受试猫每日 3 次，每次喂以捕自水俣湾中的小鱼 10 g。经过 51 d（平均），全部受试猫出现了水俣病症状。由其他地区送来的猫，喂以水俣湾的鱼贝类后，在 32～65 d 内也全部发病。

问题讨论

（4）该次中毒事件能否被认定为环境污染？通过实验研究为什么能证明水俣湾水域受到了严重污染？

（5）请以上述事例说明食物链在生物富集中的作用。

（三）资料 3

1958 年 9 月，熊本大学武内教授发现水俣病患者的临床表现和病理表现与职业性甲基汞中毒的症状非常吻合。因此，研究组开始用甲基汞进行实验，结果被投喂甲基汞的猫出现了与吃水俣湾的鱼贝类后发病的猫完全相同的症状。与此同时，研究组进行了第一次环境汞的调查。结果表明，水俣湾的汞污染特别严重，在工厂废水排出口附近土壤中含汞量达 2.01×10^{-6} mg/kg，随着与排水口距离的增加，含汞量也逐渐减少。水俣湾内鱼贝类的含汞量也很高，贝类含汞量为 $11.40\times10^{-6}\sim39.00\times10^{-6}$ mg/kg，牡蛎含汞量为 5.61×10^{-6} mg/kg，蟹含汞量为 35.70×10^{-6} mg/kg。当地自然出现的病猫和被投喂甲基汞的实验性病猫（对照组）的含汞量为：肝 $37.00\times10^{-6}\sim145.50\times10^{-6}$ mg/kg（对照组为 $0.90\times10^{-6}\sim3.60\times10^{-6}$ mg/kg）；肾 $12.20\times10^{-6}\sim36.10\times10^{-6}$ mg/kg（对照组 $0.09\times10^{-6}\sim0.82\times10^{-6}$ mg/kg）；脑 $8.05\times10^{-6}\sim18.60\times10^{-6}$ mg/kg（对照组 $0.05\times10^{-6}\sim0.13\times10^{-6}$ mg/kg）；毛发 $21.50\times10^{-6}\sim70.00\times10^{-6}$ mg/kg（对照组 $0.51\times10^{-6}\sim2.12\times10^{-6}$ mg/kg）。

23 名水俣病病死者脏器中含汞量也很高。1960 年调查发现水俣病患者的头发中含汞量高达 $96.80\times10^{-6}\sim705.00\times10^{-6}$ mg/kg。停止吃水俣湾的鱼后，该值逐渐下降；无症状者头发中含汞量也高达 $100.00\times10^{-6}\sim191.00\times10^{-6}$ mg/kg。1960 年 9 月，内田教授等从引起水俣病的贝类体中提取出了甲基汞。

问题讨论

（6）水俣病是由哪种环境污染物引起的？发病机制及其对人体的主要危害有哪些？

（7）通过什么方法可发现机体接触了汞或甲基汞？

（四）资料 4

尽管做了大量的调查，但由于未采取实际防治措施，病例仍不断出现。氮肥公司却反驳说，在生产流程中根本不使用甲基汞，只使用无机汞，拒绝承认该公司是污染来源。1962 年末，熊本大学的入鹿山博士在该公司实验室中发现了一瓶乙醛生产过程中形成的渣浆，并从中测出了氯化甲基汞。这个发现确凿无疑地证实，用作催化剂的无机汞在乙醛生产过程中转化为甲基汞，然后排入水俣湾中。

1962 年底，官方承认的水俣病患者为 121 人，其中死亡 46 人。进一步调查发现，患者家属中 84%的人具有和水俣病有关的某些症状，55%的人在日常生活中存在着某些精神和神经系统方面的障碍。对污染最严重的水俣地区进行的调查结果表明：居民中有 28%出现感觉障碍；有 24%出现协调障碍；有 12%出现言语障碍；有 29%出现听力障碍；有 13%出现视野缩小；有 10%出现震颤及其他神经系统症状。调查还发现了一些出现率较高，过去却不认为是与本病有关的神经系统症状，如肌萎缩、癫痫性发作、四肢痛等。这些被认为是甲基汞中毒的慢性类型。

截至 1974 年 12 月，官方正式承认的患者为 798 人，其中死亡 107 人。另外，还有 2 800 人左右已提出申请，等待被承认。

问题讨论

（8）为什么氮肥公司拒绝承认是污染源？如何去证实？

（9）通过对水俣病的讨论来分析，如何防止类似公害事件的发生？

案例二：室内空气污染案例

（一）资料 1

某市区一座 20 层的高档写字楼，自 2006 年投入使用以来，入驻客户的单位员工感觉到办公室空气质量不好，发闷，呼吸不畅；空气有强烈刺激性气味，眼睛有刺激感，甚至流泪；很多人感觉咽喉痛、头痛、头晕、恶心。入驻时间较长的客户单位人员还出现皮肤过敏、皮疹的症状。2008 年，该写字楼物业管理部门为查明原因，委托中国预防医学科学院环境卫生与卫生工程研究所对该写字楼办公室污染事件进行调查。

问题讨论

（1）领导若派你对此次事件进行调查，你应该如何开展现场调查？

（二）资料 2

该写字楼于 2004 年开工建设，2005 年 12 月经设计、施工、建设等单位共同验收合格，2006 年正式投入使用，开始对外招租。大楼位于市区交通干道旁，其周围为商用、公共建筑和居住区，四周无工业污染源。因此，可以认为由工业污染物排放引起室内污染的可能性很小。

按照检测规范要求的布点原则，确定对该楼 28 处办公室空气进行采样和室内微小气候参数的测定。结果发现办公室室内空气中甲醛质量浓度平均值超过室内卫生标准（≤0.08 mg/m³）的有 10 处；各室内空气中甲醛平均质量浓度超标倍数为 0.01～0.66 倍。被测的 28 处办公室室内空气中氨质量浓度平均值均超过室内卫生标准（≤0.20 mg/m³），超标率为 100%；各室内空气中氨质量浓度平均值在 0.47～4.86 mg/m³ 波动，室内空气中氨平均质量浓度超标倍数为 1.35～23.3 倍。室内对照点空气样品中均未检出氨和甲醛。室内风速测定表明：绝大多数被测办公室风断面风速仅为 0.01～0.12 m/s，近乎静风状态。

问题讨论

（2）依据上述的描述，你能判断该污染物质是什么吗？

（3）简述室内空气污染的来源及主要特点。

（4）简述室内甲醛和氨污染物的来源及其对健康的危害。

（三）资料 3

调查与检测发现，该写字楼办公室室内空气中存在氨和甲醛污染，是室内强烈刺激性气味的主要来源，且这一室内污染与工业污染物排放无关。经调查分析，该写字楼在冬季施工过程中，为了保证施工的进行，使用了含尿素的混凝土防冻剂。这类含有大量尿素的混凝土防冻剂在墙体中随着温度、湿度等环境因素的变化而形成氨气，并从墙体中缓慢释放出来，造成室内空气中氨的质量浓度大量增加，特别是夏天气温较高时，氨从墙体中释放速率较快，造成室内空气氨质量浓度严重超标。另外，该大楼部分办公室室内空气中甲醛质量浓度高，甲醛主要是源于室内的装修材料、办公家具和饰物。该大楼部分新入驻客户室内装修不久，添置了新家具，是引起局部房间甲醛质量浓度较高的原因。另一些较早进驻的客户室内虽然也进行了装修，但由于经过了一段时间的释放和衰减，所以室内甲醛质量浓度并不高。

该大楼选用的是中央空调，从节能角度考虑，要求建筑物内具有良好的密闭性能，故自然通风时室内换气达不到要求，须依赖大楼集中空调系统满足室内通风。调查发现，办公室内近乎处于静风状态，计算结果表明室内空气换气次数小于 5 次/h，空气流通差，通风量和新风量不足；另外，室内结构设计不合理，不利于自然通风。有组织的机械排风量很少，氨和甲醛等有害物质滞留室内，久而久之，导致室内空气质量恶化，从而对长期工作在此环境的人员的健康产生影响。

问题讨论

（5）发生此次室内空气污染事件的主要原因是什么？

（6）通过此次事件，请你谈谈如何预防室内空气污染？

案例三：环境砷污染案例

（一）资料 1

某市地形为一南北走向盲谷，人口约 12 万，市区西北侧有一锡冶炼厂。常年风向以南风为主，冶炼厂下风侧有两个居民区，约 13 个居民点，该厂以生产精锡为主，主要污染物有铅、砷和氟等。该厂每年排入环境中的砷大约 9.5 t，砷排出量占投入量的 19%，如以污染面积 3 km² 计算，环境中砷负荷约 3.18 t/(km²·a)。据当地卫生部门资料介绍，该市曾数次发生急性、亚急性人畜砷中毒事件，严重影响了该市居民的生活和生产。

问题讨论

（1）为了解该市环境砷污染对居民健康的影响，应该从哪些方面着手？

（2）如何选择调查点？

（3）如何评价该地环境砷污染对居民健康的影响？

（二）资料 2

采集污染区和对照区大气、室内空气、水源水、地下水及土壤，分别测定其中砷的含量，其测定结果见表 1-1、表 1-2。

表 1-1　某市污染区和对照区大气、室内空气中砷的含量

调查区	大气中砷的质量浓度			室内空气中砷的质量浓度		
	日均质量浓度范围/(μg/m³)	日均超标率/%	年均质量浓度/(μg/m³)	厨房/(μg/m³)	卧室/(μg/m³)	
				秋	秋	冬
污染区 A	0.1～6.8	30.0	2.3	3.0	2.7	1.2
污染区 B	0～8.0	20.0	1.2	2.0	1.0	0.9
对照区	0～1.0	0	0.2	0	0	0

表 1-2 某市污染区和对照区水源水、地下水及土壤中砷含量

调查区	水源水中砷的质量浓度/(mg/L)		地下水中砷的质量浓度/(mg/L)		土壤中砷的质量分数/(µg/g)	
	最大值	平均值	最大值	平均值	最大值	平均值
污染区 A	50.53	21.33	0.003	0.002	221.4	80.70
污染区 B	52.37	25.40	0.003	0.002	238.0	95.19
对照区	0.07	0.03	0.005	0.002	26.4	8.54

问题讨论

（4）试问该市是否存在明显的环境砷污染？若有，其污染的可能途径是什么？

（5）污染区和对照区地下水中砷含量无明显差异，水源水、土壤中砷含量有明显差异，说明什么问题？

（三）资料 3

在距污染源不同距离的 5 个居民点和对照区，随机抽取 10 户作为砷摄入量调查对象，以户为单位逐日连续调查 5 d，调查其空气、饮水及各种食物的平均摄入量，同时采集各种食物、水及空气等样品，分别测定其砷含量，计算不同途径每个标准人每天平均砷摄入量，见表 1-3。

表 1-3 居民不同途径砷摄入量

调查区		总砷摄入量/[µg/(d·标准人)]	食物		饮水		空气	
			砷摄入量/[µg/(d·标准人)]	贡献率/%	砷摄入量/[µg/(d·标准人)]	贡献率/%	砷摄入量/[µg/(d·标准人)]	贡献率/%
污染区 A	a	526.9**	492.8**		10.0		24.1**	
	b	672.3**	612.3**		45.7		14.3**	
	c	359.5*	346.0		6.3		7.2**	
污染区 B	a	285.3	259.8		13.9**		11.6**	
	b	392.6	371.9		11.5*		9.2**	
对照区		262.7	258.4		4.3		0	

统计学根据显著性检验方法所得到的概率 P，一般以 $P<0.05$ 为有统计学差异；$P<0.01$ 为有显著统计学差异；* $P<0.05$ 贡献率高于对照区；** $P<0.01$ 贡献率显著高于对照区

问题讨论

（6）请计算居民不同途径砷摄入量对总砷摄入量的贡献率。

（7）说明该市环境污染的类型及特点。

（四）资料 4

研究者调查了污染区及对照区居民的发砷、尿砷平均水平，测定结果见表 1-4。

问题讨论

（8）测定结果说明了什么问题？

（9）如何防止类似污染事件的发生？

表 1-4　调查区居民发砷、尿砷测定值

调查区	发砷			尿砷		
	调查人数	质量分数范围/(μg/g)	质量分数平均水平/(μg/g)	调查人数	质量分数范围/(μg/g)	质量分数平均水平/(μg/g)
污染区 A	850	0~160.35	13.40[**]	804	0.07~1.65	0.12[**]
污染区 B	346	1.18~113.59	7.76[**]	586	0.01~0.60	0.13[**]
对照区	351	0~18.00	0.98	348	0~0.27	0.05

[**] $P<0.01$，与对照区相比，统计学上有显著性差异

实习二 水质检验与消毒

一、目的要求

水是生命存在和社会经济发展的必要条件，人们的日常生活、生产活动都离不开水。水若受到各种有害物质的污染或水中人体所需要的一些微量元素含量过多或过少，均有可能导致用水的居民发生疾病。特别是消毒不严时，饮用后可能引起介水传染病暴发。本次实习的目的如下。

（1）了解水域功能分类，饮用水水源选择及水质要求、水源卫生防护。

（2）了解水质监测方法，如采样点的选择和监测及采集水样的基本方法；掌握水质理化检验的主要指标和方法。

（3）掌握饮水消毒技术与效果评价。

（4）通过参观污水处理厂，了解城市污水处理的工艺流程，对污水处理的能耗问题有更深入认识，指出该厂在各环节中存在的卫生问题，做出卫生学评价并提出改进意见。

二、实习内容

生活饮用水水质应符合下列基本要求：水中不得含有病原微生物；水中所含化学物质及放射性物质不得危害人体健康；水的感官性状良好。

国家《生活饮用水卫生标准》（GB 5749—2006）中的指标被分为常规检验指标和非常规检验指标，见表 2-1 和表 2-2。常规检验指标分四类：感官性状和一般化学指标、毒理指标、微生物指标、放射性指标。非常规检验指标分三类：感官性状和一般化学指标、微生物指标、毒理指标。出厂水每天至少测定一次菌落总数、总大肠菌群、粪大肠菌群、浑浊度和肉眼可见物，并适当增加游离余氯的测定频率。

表 2-1 水质常规指标及限值（GB 5749—2006）（摘录）

指标	限值
1. 感官性状和一般化学指标	
色度（铂钴色度单位）	15
浑浊度（散射浊度单位）/NTU	1（水源与净水技术条件限制时为 3）
臭和味	无异臭、异味
肉眼可见物	无
pH	不小于 6.5 且不大于 8.5
铝/(mg/L)	0.2
铁/(mg/L)	0.3
铜/(mg/L)	1.0
锌/(mg/L)	1.0
锰/(mg/L)	0.1
氯化物/(mg/L)	250

指标	限值
硫酸盐/(mg/L)	250
溶解性总固体/(mg/L)	1 000
总硬度（以 $CaCO_3$ 计）/(mg/L)	450
耗氧量（COD_{Mn} 法，以 O_2 计）/(mg/L)	3（水源限制，原水耗氧量>6 mg/L 时为 5）
挥发酚类（以苯酚计）/(mg/L)	0.002
阴离子合成洗涤剂/(mg/L)	0.3

2. 毒理指标

指标	限值
砷/(mg/L)	0.01
镉/(mg/L)	0.005
铬（六价）/(mg/L)	0.05
铅/(mg/L)	0.01
汞/(mg/L)	0.001
硒/(mg/L)	0.01
氰化物/(mg/L)	0.05
氟化物/(mg/L)	1.0
硝酸盐（以 N 计）/(mg/L)	10（地下水源限制时为 20）
三氯甲烷/(mg/L)	0.06
四氯化碳/(mg/L)	0.002
溴酸盐（使用臭氧时）/(mg/L)	0.01
甲醛（使用臭氧时）/(mg/L)	0.9
亚氯酸盐（使用二氧化氯消毒时）/(mg/L)	0.7
氯酸盐（使用复合二氧化氯消毒时）/(mg/L)	0.7

3. 微生物指标[*]

指标	限值
菌落总数/(CFU/mL)	100
总大肠菌群/(MPN/100 mL 或 CFU/100 mL)	不得检出
耐热大肠菌群/(MPN/100 mL 或 CFU/100 mL)	不得检出
大肠埃希菌/(MPN/100 mL 或 CFU/100 mL)	不得检出

4. 放射性指标[**]

指标	指导值
总 α 放射性/(Bq/L)	0.5
总 β 放射性/(Bq/L)	1

[*]MPN 表示最可能数；CFU 表示菌落形成单位；
[**]放射性指标超过指导值，应该进行核素分析和评价，判定能否饮用

表 2-2　水质非常规指标及限值（GB 5749—2006）（摘录）

指标	限值
1. 感官性状和一般化学指标	
氨氮（以 N 计）/(mg/L)	0.5
硫化物/(mg/L)	0.02
钠/(mg/L)	200

指标	限值
2. 微生物指标	
贾第鞭毛虫/(个/10 L)	<1
隐孢子虫/(个/10 L)	<1
3. 毒理指标	
锑/(mg/L)	0.005
钡/(mg/L)	0.7
铍/(mg/L)	0.002
硼/(mg/L)	0.5
钼/(mg/L)	0.07
镍/(mg/L)	0.02
银/(mg/L)	0.05
铊/(mg/L)	0.000 1
氯化氰（以 CN⁻计）/(mg/L)	0.07
1, 2-二氯乙烷/(mg/L)	0.03
1, 1, 1-三氯乙烷/(mg/L)	2
1, 1-二氯乙烯/(mg/L)	0.03
1, 2-二氯乙烯/(mg/L)	0.05
三氯乙烯/(mg/L)	0.07
四氯乙烯/(mg/L)	0.04
乙苯/(mg/L)	0.3
苯乙烯/(mg/L)	0.02
苯并（a）芘/(mg/L)	0.000 01
氯苯/(mg/L)	0.3
1, 2-二氯苯/(mg/L)	1
1, 4-二氯苯/(mg/L)	0.3
三氯苯（总量）/(mg/L)	0.02
邻苯二甲酸二（2-乙基己基）酯/(mg/L)	0.008
丙烯酰胺/(mg/L)	0.000 5
微囊藻毒素-LR/(mg/L)	0.001
灭草松/(mg/L)	0.3
百菌清/(mg/L)	0.01
滴滴涕/(mg/L)	0.001
溴氰菊酯/(mg/L)	0.02
乐果/(mg/L)	0.08
2, 4-滴/(mg/L)	0.03

指标	限值
七氯/(mg/L)	0.000 4
六六六(总量)/(mg/L)	0.005
林丹/(mg/L)	0.002
马拉硫磷/(mg/L)	0.25
对硫磷/(mg/L)	0.003
甲基对硫磷/(mg/L)	0.02
五氯酚/(mg/L)	0.009

（一）水样的采集与保存

水样采集的方法、采集的深度、水样量及水样保存的时间等，通常根据分析目的来决定。

1. 供感官性状和一般化学指标检验的水样

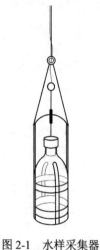

水样量 2 L 即可。水样瓶选用无色、具磨口玻璃塞的小口瓶。采集水样可用水样采集器，如图 2-1 所示。

注意：如果测定项目较多，水样量可酌情增加；采集水样前，用水冲洗水样瓶 2～3 次，然后将水样收集于瓶内；采集自来水及具有抽水设备的井水时，应先放水数分钟，使积留在水管中的杂质流出后再采集水样。

2. 供细菌学检验的水样

水样量 0.5 L 即可。水样瓶选用已消毒灭菌的无色、具磨口玻璃塞的小口瓶。用水样采集器采样。

图 2-1　水样采集器

注意：采样时应按无菌操作法采集水样。水样采集器可用酒精棉球烧灼消毒；采集自来水水样时，先用酒精灯将水龙头烧灼消毒，然后把水龙头完全打开放水数分钟后再取水样；采取含余氯的水样做细菌学检验时，应在水瓶未消毒前按每 500 mL 水样加入 1.5%硫代硫酸钠溶液 2 mL 作脱氯用。

3. 水样的保存

水样采集后，原则上要求立即测定或送检，以免影响分析结果。如无条件及时送检应将水样置冰箱冷藏。供细菌学检验的水样最好在 2 h 内检验，即使冷藏条件下也不要超过 6 h。

（二）水质检验

1. 水样的感官性状指标检查

（1）色度：以烧杯取水样大半杯，利用白色背景直接肉眼观察水色。若水样太浑浊，可静置，待澄清后观察其上清液的颜色。要求色度不超过 15 度。报告结果可描述成无色、淡黄色、黄色、淡绿色及棕色等。

（2）臭和味：取 50 mL 水样置于嗅味瓶中，振摇后从瓶口直接嗅其味。必要时将水加热煮沸，揭开塞后嗅其味。分别记录常温下及煮沸时水样有无异臭。要求不得有异臭、异味。结果可描述成：无异臭、泥土气、鱼腥气、沼泽气、腐败气及粪臭等。

2. pH 及"三氮"的检测

（1）pH：以 pH 广泛试纸浸入水样片刻，取出后，立即与标准 pH 比色板比色，记录水样的 pH。要求 pH 为 6.5～8.5。

（2）氨氮（纳氏试剂比色法）。

1）原理：水样中的氨与碘化汞钾在碱性条件下，生成黄色至棕色的碘化氧汞铵络合物，其色度与水中氨含量成正比，故可比色定量。其反应式如下：

$$2K_2[HgI_4] + 3KOH + NH_3 = NH_2Hg_2OI + 7KI + 2H_2O$$

2）器材：试管，10 mL 7 支；吸管，5 mL 1 支，1 mL 2 支；玻棒 1 根；电子分析天平；酒精灯。

3）试剂：①纳氏试剂。溶解碘化钾（A.R.）50 g 于 35 mL 无氨蒸馏水中，加入氯化汞饱和溶液，用玻棒不停地搅拌，直到所产生的朱红色沉淀不再溶解为止，再加入 400 mL 35% 氢氧化钾（或氢氧化钠）溶液，最后用无氨蒸馏水稀释至 1 000 mL，静置后，取其上清液备用。②无氨蒸馏水。每升蒸馏水中加入 2 mL 浓硫酸和少量高锰酸钾，蒸馏后即成。③氯化铵标准溶液。用电子分析天平精确称取干燥氯化铵（A.R.）0.381 9 g，置于 100 mL 容量瓶中，用无氨蒸馏水稀释到刻度。吸取 1.0 mL，再用无氨蒸馏水稀释到 100 mL。此溶液 1 mL = 10 μg 氨氮。④酒石酸钾钠溶液。用电子分析天平称取酒石酸钾钠（C.P.）50 g，溶于 100 mL 蒸馏水中，用酒精灯加热煮沸，使其约减少 20 mL 或不含氨为止。冷却后，稀释至 100 mL。

4）操作步骤：①按表 2-3 配制氯化铵标准色列；②取试管一支，注入待检水样 5 mL；③于标准比色管及水样管内，分别加入酒石酸钾钠溶液 1 mL 及纳氏试剂 1 mL，混匀后放置 10 min，与标准色列比色；④计算氨氮含量（以 N 计，mg/L）$=C/V$。式中：C 为相当氯化铵标准管的氨氮量，μg；V 为水样体积，mL。

表 2-3　氯化铵标准色列

序号	氯化铵标准溶液/mL	无氨蒸馏水/mL	氨氮质量浓度/(mg/L)
0	0	5.0	0
1	0.1	4.9	0.2
2	0.5	4.5	1.0
3	1.0	4.0	2.0
4	1.5	3.5	3.0
5	2.0	3.0	4.0

（3）亚硝酸盐氮（重氮化偶合比色法）。

1）原理：水中的亚硝酸盐在酸性条件下（pH 2～2.5）与对氨基苯磺酸中的氨基起重氮化作用，生成重氮化合物，再与 α-萘胺起偶氮反应，生成紫红色偶氮染料。其颜色深浅与水中亚硝酸盐含量成正比。可与标准色列进行比色定量。

2）器材：试管，10 mL 7 支；吸管，5 mL 1 支，1 mL 2 支；小勺 1 个；电子分析天平。

3）试剂。①无亚硝酸盐氮蒸馏水：用普通蒸馏水加入少量氢氧化钠，使其呈碱性，再加蒸馏水即成。②亚硝酸钠标准溶液：用电子分析天平称取分析纯亚硝酸钠 0.246 0 g 于 1 L 容量瓶内，加无亚硝酸盐氮蒸馏水至刻度。临用时取此溶液 1.0 mL 在容量瓶中稀释到 100 mL。此溶液 1 mL = 0.000 5 mg 亚硝酸盐氮。③格氏试剂：取酒石酸 8.9 g，对氨基苯磺酸 1 g，α-萘胺 1 g，混合磨匀，避光密闭保存。

4）操作步骤：①取 10 mL 试管 6 支，按表 2-4 配制亚硝酸盐氮标准色列；②取 10 mL 试管 1 支，注入 5 mL 水样；③向各管加格氏试剂 1 小勺，摇匀使之溶解，静置 5～10 min 后观察颜色。

表 2-4　亚硝酸盐氮标准色列

序号	亚硝酸钠标准溶液/mL	无亚硝酸盐氮蒸馏水/mL	亚硝酸盐氮质量浓度/(mg/L)
0	0	5.0	0
1	0.1	4.9	0.01
2	0.5	4.5	0.05
3	1.0	4.0	0.10
4	3.0	2.0	0.30
5	5.0	0	0.50

（4）硝酸盐氮（士的宁简易测定）。

1）原理：在浓硫酸存在的条件下，水中硝酸盐与士的宁（又称番木鳖碱）作用呈玫瑰红色，并迅速变成黄色。据其最终颜色可粗略地判定水中硝酸盐氮含量。

2）器材：蒸发皿 1 个；吸管，1 mL 1 支。

3）试剂：士的宁，浓硫酸。

4）操作步骤：①取水样 2 mL 置蒸发皿内；②加入少许士的宁；③在士的宁处缓慢滴加浓硫酸数滴，立即观察颜色反应，根据表 2-5 可粗略判定硝酸盐氮含量。

表 2-5　硝酸盐氮含量判定

水样颜色	硝酸盐氮质量浓度/(mg/L)
无色	0～
淡玫瑰红色	1～
玫瑰橙黄色	2～
橙黄色	10～
黄色	20～

当天然水被人畜粪便污染后，水中的含氮有机物在水体微生物的作用下会逐渐生成氨。在有氧条件下，水体中的氨类在微生物作用下形成亚硝酸盐氮，而硝酸盐氮是含氮有机物氧化分解的最终产物。当水中氨氮含量增高时，提示可能存在人畜粪便的污染，且污染时间不长。如亚硝酸盐氮含量高时，说明水中的有机物无机化过程尚未完成，污染危害仍然存在。如硝酸盐氮含量高，而氨氮、亚硝酸盐氮含量不高时，表明生活性污染已久，自净过程已完成，卫生学危害较小。因此，根据水体中氨氮、亚硝酸盐氮、硝酸盐氮含量的变化规律进行综合分析，可掌握有机污染物的自净过程，判断水质的安全程度。

3. 水样浑浊度的测定

浑浊度是反映天然水及饮用水的物理性状的一项指标，用以表示清澈或浑浊的程度。天然水的浑浊是由于水中含有泥沙、黏土、有机物、微生物等微细的悬浮物。这些悬浮物质能吸附细菌和病毒，要求浑浊度不超过 1 NTU，特殊情况下不超过 3 NTU。

（1）应用范围：适用于测定生活饮用水及其水源水的浑浊度。

（2）原理：浑浊度的意义是表示水中悬浮物对光线透过时所产生的阻碍程度。浑浊度不但和该物质在水中的含量有关，而且和这些物质所呈现的颗粒大小、形状和表面反射性能有关。所以各种物质、各种存在状态使浑浊度产生的差别很大，为统一标准，均以 1 L 蒸馏水含 1 mg 二氧化硅（一般以漂白土为标准）为一个浑浊度单位。

（3）器材。①比色管 100 mL 成套、200 目筛子、电子分析天平。②光电比浊计、分光光度计、光电比色计三者任选其一。③1 L 无色玻璃试剂瓶（成套），外形和玻璃质量必须一致。

（4）试剂。二氧化硅浑浊度标准溶液：取上等白色的漂白土在 105℃条件下烘 2～3 h，使完全干燥，冷却后用 200 目筛子筛过，用电子分析天平称取 3 g 的漂白土加于 1 L 的蒸馏水中，充分振荡后静置 24 h，倾出适量的上层液，用称重法校正，并调节使浑浊度为 200 NTU；然后，再根据实际需要，按表 2-6 配成所需标准比浊液。

表 2-6　浑浊度标准系列的配制

项目	浑浊度（200 NTU）标准溶液用量/mL										
	125	150	175	200	225	250	300	350	400	450	500
蒸馏水用量/mL	875	850	825	800	775	750	700	650	600	550	500
配成后标准比浊液的浑浊度/NTU	25	30	35	40	45	50	60	70	80	90	100

将配制好的标准比浊液倾入 1 L 玻璃瓶中，用玻璃塞盖紧，防止水分蒸发。每瓶可加入 1 g 氯化汞以防菌类生长。此溶液的浑浊度标准可用重量法进行标定，即吸取放置 24 h 的漂白土浑浊液 50 mL，在 105℃条件下烘 2 h，以每升溶液中的二氧化硅毫克数作为此浑浊液的浑浊度。

（5）水样浑浊度测定的操作步骤。

第一步　水样浑浊度为 1～10 NTU 的测定。

1）先配成浑浊度为 100 NTU 的标准比浊液。

2）取 100 mL 标准比色管 5 支，分别加入 2 mL、4 mL、6 mL、8 mL、10 mL 浑浊度为 100 NTU 的标准比浊液，加蒸馏水至刻度，混合均匀，其浑浊度各为 2 NTU、4 NTU、6 NTU、8 NTU、10 NTU。

3）取振荡均匀的水样 100 mL，放于比色管中与标准比浊液比较。放在黑色底板上从管口向下看，记录水样的浑浊度。

第二步　水样浑浊度为 10～100 NTU 的测定。

1）将标准比浊液分别配成 10 mg/L、20 mg/L、30 mg/L、40 mg/L、50 mg/L、60 mg/L、70 mg/L、80 mg/L、90 mg/L、100 mg/L 的水样，盛于 1 L 无色的外形和质量一致的成套玻璃试剂瓶中。

2）取振荡均匀的水样 1 L，放入与盛二氧化硅浑浊液标准比浊液同样大小的玻璃试剂瓶内。

3）将二氧化硅浑浊液标准比浊液充分振荡。

4）在光线明亮的地方，在瓶后放一页书报或一张用墨汁画了不同粗细黑线的白纸作为识别的标志。眼睛从瓶的前面看去，记录与水样有同样浑浊度的标准比浊液的度数。

高浑浊度的水样可经稀释后再测定。

第三步 光电比浊法。

对低色度水样可用光电比浊法。先测定一套标准比浊液的光密度，并绘制标准曲线。根据水样测定的光密度在标准曲线上求出浑浊度。

用光电比浊法测定的水样浑浊度范围较宽，对低浑浊度的水样比较适宜，测定用的比色槽大小根据水样浑浊度选择，即浑浊度低的用长比色槽。对测定用的光线没有一定的要求，一般而言，分光光度计可用 420 nm 波长或光电比色计用青紫色滤光板。

（6）计算：浑浊度由测定时直接读数，其读数要求精确，见表 2-7。

表 2-7　不同浑浊度范围的读数精度　　　　　　　　　　　　　（单位：NTU）

浑浊度范围	读数精度	浑浊度范围	读数精度
1～	1	400～	50
10～	5	700 以上	100
100～	10		

4. 水样总硬度的测定

水的硬度（hardness）原来是指沉淀肥皂水化液的程度。使肥皂沉淀的原因，主要是水中存在的钙盐和镁盐。如果钙、镁以碳酸氢盐的形式存在，它们在加热情况下会析出沉淀而降低水的硬度，故称暂时硬度。如

$$Ca(HCO_3)_2 \xrightarrow{\Delta} CaCO_3\downarrow + CO_2\uparrow + H_2O$$

如果钙镁以硫酸盐、硝酸盐或氯化物等形式存在，加热时不会析出沉淀，故称为永久硬度。

暂时硬度和永久硬度之和称为总硬度。我国规定以每升水中含碳酸钙的毫克数作为总硬度的单位。硬度大的水称为硬水。由于硬水含较多的钙盐和镁盐，洗衣服会消耗较多的肥皂；在锅炉中经长久烧煮后会形成锅垢，影响热的传导，浪费燃料，如阻塞管道，严重时将引起锅炉爆炸。饮用硬度过大的水会引起肠胃不适。

测定总硬度常用乙二胺四乙酸（ethylenediaminetetraacetic acid，EDTA）滴定法，此法具有简便、快速、准确等优点。

（1）原理：EDTA 能与钙、镁离子形成可溶性的无色络合物，其络合比为 1∶1，即 1 mol EDTA 恰能与 1 mol 钙、镁离子完全络合，根据消耗 EDTA 标准溶液的准确体积便可求得水样的总硬度。

指示剂常用铬黑 T，其在 pH≈10 的氨-氯化铵缓冲溶液中本身为蓝色，当与钙或镁离子络合时生成酒红色。如果用 EDTA 标准溶液滴定，达到滴定终点时，所有的钙、镁离子都与 EDTA 络合，而使铬黑 T 游离出来，显现本身的蓝色。

（2）试剂。

1）缓冲溶液：①称取 16.9 g 氯化铵，溶于 143 mL 浓氨水中；②称取 0.8 g 硫酸镁（$MgSO_4 \cdot 7H_2O$）和 1.1 g EDTA-2Na（$C_{10}H_{14}O_8N_2Na_2 \cdot 2H_2O$）溶于 50 mL 蒸馏水中，加入 2 mL 上述氨-氯化铵溶液和 5 滴铬黑 T 指示剂，用 EDTA 溶液滴定至溶液由紫红色变为蓝色。合并①液和②液，并用蒸馏水稀释至 250 mL。

2）铬黑 T 指示剂：称取 0.5 g 铬黑 T，溶于 10 mL 缓冲溶液中，用 95%乙醇稀释至 100 mL，放在冰箱中保存，可稳定 1 个月。

3）0.01 mol/L EDTA 标准溶液：称取 3.72 g EDTA-2Na，溶于蒸馏水中，并稀释至 1 L；然后以锌基准物质标定其准确浓度。

4）硫化钠溶液：称取 5.0 g 硫化钠（$Na_2S·9H_2O$），溶于蒸馏水中，并稀释至 100 mL。

5）盐酸羟胺溶液：称取 1.0 g 盐酸羟胺（$NH_2OH·HCl$），溶于蒸馏水中，并稀释至 100 mL。

（3）操作步骤。

1）取水样 50 mL（若硬度过大，可取少量水样并用蒸馏水稀释至 50 mL），置于 150 mL 锥形瓶中。

2）若水样中含有金属干扰离子使滴定终点拖长或颜色发暗，可加入 0.5 mL 盐酸羟胺溶液和 1 mL 硫化钠溶液。

3）加入 2 mL 缓冲溶液和 5 滴铬黑 T 指示剂，立即用 EDTA 标准溶液滴定，当溶液由酒红色刚变为蓝色时，即为滴定终点。

4）计算

$$总硬度（CaCO_3，mg/L）=\frac{C \times V \times 100.09 \times 1\,000}{V_1}$$

式中：C 为 EDTA 标准溶液的物质的量的浓度，mol/L；V_1 为滴定时消耗 EDTA 标准溶液的体积，mL；100.09 为 1 mL 与浓度为 1 mol/L EDTA 溶液相当的碳酸钙质量，mg；V 为所取水样的体积，mL。

5）注意事项。①溶液的 pH 对测定影响较大。如果酸度太大，将使络合反应不完全，滴定终点不明显；如果碱性太强，有可能析出碳酸钙和氢氧化镁沉淀，也会影响分析结果。因此，常用氨-氯化铵缓冲溶液控制 pH 在 10 左右。②水样中某些金属离子对测定有干扰，如较大量的高价锰可使滴定终点模糊，可加盐酸羟胺使其还原成二价锰离子，从而抑制排除干扰。对于其他金属离子，可加硫化钠等抑制剂，除去干扰。③水样中如含较大量的有机物，对滴定终点的观察有影响。可取适量水样，经蒸干、灼烧完全破坏有机物后，残渣用酸溶解，然后再按常规方法进行测定。④铬黑 T 的水溶液易发生氧化反应和聚合反应，使终点变色不明显；其乙醇溶液也由于空气的氧化作用而逐渐失效，故应临用前配制，放置时间不宜太久。如采用固体稀释剂（取铬黑 T 和烘干的氯化钠按照质量比 1∶100 研磨均匀），则可稳定较长时间。

（三）水样的消毒和评价

为使水质符合细菌学的卫生标准，防止介水传染病的传播，确保饮水安全，水经沉淀、过滤后，还必须进行消毒。消毒的方法最常用的是氯化消毒法。氯化消毒常用漂白粉、氯铵等。

1. 漂白粉加入量测定

（1）原理：待消毒的水样加入一定量的漂白粉，经消毒 30 min 后，根据测定余氯在 0.3～0.5 mg/L 范围的一份水样所加漂白粉液量，推算出水样中应加入的漂白粉用量（g/m^3）。

（2）器材：100 mL 烧杯 5 支；100 mL 量筒 1 个；5 mL 吸管 1 支；研钵 1 个；玻棒（长 10～15 cm）1 根；电子分析天平。

（3）试剂：0.1%漂白粉溶液（用电子分析天平称取含有效氯 25%以上的漂白粉 0.1 g，置研钵中，加蒸馏水少许，研后倒入 100 mL 量筒内，用少许蒸馏水洗研钵 3 次，洗液倒入量筒内，稀释到 100 mL）。

（4）操作步骤

1）取烧杯 5 支，各加入水样 100 mL，依次加入 0.1%漂白粉溶液 0.5 mL、1.0 mL、1.5 mL、2.0 mL 及 2.5 mL，用玻棒搅匀静置 30 min。

2）依次对各烧杯水样分别测定余氯含量（见余氯测定项），选择余氯量在 0.3～0.5 mg/L 范围者，按下式计算出漂白粉加入量：

$$漂白粉加入量（g/m^3）= 余氯最适烧杯中所加 0.1\%漂白粉溶液量（mL）×10$$

2. 余氯测定（邻联甲苯胺比色法）

（1）原理：水中余氯与邻联甲苯胺（又名甲土立丁）$[(C_6H_3CH_3NH_2·HCl)_2]$作用生成黄色的联苯醌类化合物，根据呈色深浅用余氯比色计比色定量。

（2）器材：余氯比色计；小滴管 1 支；100 mL 烧杯 1 支；电子分析天平。

（3）试剂：0.1%邻联甲苯胺溶液。用电子分析天平称取邻联甲苯胺 1 g，溶于 5 mL（体积分数为 20%）盐酸中，将其调成糊状，加入 150～200 mL 蒸馏水使其全溶，置于量筒中补加蒸馏水至 505 mL，最后加入 20%盐酸 495 mL 储于棕色瓶中。室温下可稳定半年。

（4）操作步骤：取余氯比色计中比色管 1 支，加入 0.1%邻联甲苯胺溶液 10 滴；再加入待测余氯的水样至刻度，混匀，立即放回余氯比色计，与其标准色列比色。定量，记录消毒水样中游离性余氯含量（mg/L）。此法以水温 15～20℃时呈色最好，过低时可稍加温再比色。

3. 饮水消毒效果的卫生评价

饮水消毒的效果，常用余氯量来评价。接触消毒剂 30 min 后，游离性余氯不低于 0.3 mg/L。对于集中式给水，出厂水除应符合上述要求外，管网末梢水余氯不低于 0.05 mg/L。

（四）污水处理厂参观

1. 污水处理工艺简介

（1）按处理方法的性质，污水处理方法可分为四类。

1）物理处理法：如沉淀法、过滤、隔油、气浮、离心分离、磁力分离等。

2）化学处理法：如混凝沉淀法、中和法、氧化还原法、化学沉淀法等。

3）物理化学处理法：如吸附法、离子交换法、萃取法、吹脱法、汽提法等。

4）生物处理法：利用微生物来吸附、分解、氧化污水中的有机物，把不稳定的有机物降解为稳定无害的物质，从而使污水得到净化。例如，活性污泥法、生物膜法、厌氧工艺、生物脱氮除磷工艺等。

（2）按照水质状况及处理后水的去向，污水处理方法包括三类。

1）一级处理：预处理阶段，方式是机械处理，使用的设备包括粗格栅及细格栅、沉砂池、初沉池、气浮池、调节池。

2）二级处理：主要处理阶段，主要采用生化处理法，包括活性污泥法、周期循环活性污泥法（cyclic activated sludge system，CASS）工艺、厌氧-缺氧-好氧（anaerobic-anoxic-oxic，A2/O）工艺、厌氧好氧（anoxic/oxic，A/O）工艺、序批式反应器（sequencing batch reactor，SBR）、氧化沟、水解酸化池。

3）三级处理：控制水的富营养化和水的重新回用，方法包括高级催化氧化、曝气生物滤池、纤维滤池、活性砂过滤、反渗透、膜处理。水的回用一般需要使用紫外线臭氧消毒池、二氧化氯消毒池进行消毒。

（3）污水处理的主要工艺流程：污水进入厂区先通过截流井（让污水处理厂能处理的污水进入厂区进行处理）进入粗格栅（打捞较大的渣滓），经污水泵（提升污水的高度）到细格栅（打捞较小的渣滓），再经沉砂池（以重力分离为基础，将污水相对密度较大的无机颗粒沉淀并排除）到生化池［采用活性污泥法去除污水里的 5 日生化需氧量（biochemical oxygen demand 5，BOD_5）、悬浮物（suspended solid，SS）和各种形式的氮或磷］，进入终沉池（排除剩余污泥和回流污泥）后再进入 D 型滤池（进一步减少 SS，使出水达到国家一级标准），经紫外线消毒（杀灭水中的大肠杆菌）后出水，生化池、终沉池出的污泥一部分作为生化池的回流污泥，剩余部分送入污泥脱水间脱水外运。

2. 内容及方法

通过现场观察询问和勘查采样、查阅有关记录，全面了解以下内容：

（1）污水处理厂污水类型。

（2）污水处理厂的一般情况及卫生状况。

（3）污水处理工艺流程。

（4）卫生保障措施、卫生设施及实施情况。

（5）历年的工人健康状况及出厂水质状况资料。

3. 调查提纲（供参考）

污水处理厂调查提纲

（1）一般情况

1）工厂名称_____地址_____

2）工人总数_____男_____女_____

3）工厂占地面积_____建筑面积_____

4）日处理污水量_____占本地区污水处理量比例_____%

（2）工厂建筑及设施的布局

1）生产区与其他辅助区域的分隔情况

2）生产性建筑物根据制水工艺流程的需要布置是否紧凑合理

（3）生产情况及工艺流程

1）一级处理方法、效果

2）二级处理方法、效果

3）三级处理方法、效果

4）污泥处理方法

5）除臭工艺

（4）污水处理能耗问题及其实施情况

（5）历年的生产工人健康体检资料及污水处理后水质监测资料，卫生部门的经常性卫生监督报告资料

4. 污水处理厂环境、设施、工艺流程和处理后水质的卫生学评价及意见

（1）工厂环境、设施及工艺流程的卫生学评价及意见。

（2）处理后水质的卫生学评价及意见。

（3）污水处理厂能耗问题评价及提升意见。

5. 注意事项

（1）预习配套教材中"污水处理"等有关章节。

（2）遵守纪律，服从老师的指挥和安排，对厂内各种设备（特别是闸门、开关）、检验室仪器等不得随意动手。

（3）保持良好秩序，互相关照，防止发生事故。

（4）专心细致听取工厂有关人员的情况介绍，并做好记录。

实习三　营养调查及评价

一、目的要求

营养调查是全面了解个体或人群膳食和营养状况的调查研究工作。目的是了解某个人或人群每天所摄入的食物是否合乎营养卫生要求，从而指导个人、家庭或集体按照合理营养的要求安排膳食，改善营养状况，并为制订营养素供给量标准和国家计划食物的生产及供给提供资料，为营养性疾病及某些代谢性疾病的诊断、治疗和预防提供辅助依据。本次实习的目的如下。

（1）要求了解营养调查的基本方法及其意义。

（2）掌握膳食营养素和能量的计算及评价方法。

二、实习内容

（一）营养调查方法

营养调查一般包括膳食调查、体格营养状况检查和营养状况的实验室生化检查三部分。若受客观条件限制，只做其中任何一部分的研究，也具有一定的参考价值。

1. 膳食调查

膳食调查就是通过调查计算，了解每人每日膳食中热量及各种营养素摄入量是否满足机体需要，借此评定正常营养需要能被满足的程度。常用的调查方法有四种，即 24 h 回顾法、记账法、称重法和食物频率法。可根据不同情况选用。

（1）24 h 回顾法：通过询问被调查者在连续 3 d 内或 7 d 内每日所吃食物的种类和数量，以计算和评价他们能量和营养素摄入量情况的方法，又称询问法。本法简便易行，省时省力省物，但所得资料较粗略、不太准确，因此，应尽量控制主观因素的影响。本法适用于家庭或个人的营养调查，如对患者、婴幼儿等的膳食营养状况的了解。

（2）记账法：对被调查单位一定时期内（一般为 1 个月）的伙食账目进行统计分类，通过所获得的各种食物消耗总量和用餐人数，来推算平均每人每日食物消耗量及各种营养素摄入量的方法。可调查较长时间的膳食，如全年四个季度的调查等，但账目不全或记载不细致时，会影响其结果的准确性。本法手续简便，节省人力。适用于有详细账目的集体单位的调查，如学校、部队、幼儿园等。

（3）称重法：对被调查单位（或个人）3~7 d 内每日每餐所吃各种主副食的生重、熟重及剩余重量分别称重，统计每餐的用餐人数，计算每餐每人各种生食物的平均摄入量，进而计算平均每人每日各类营养素的摄入量。本法细致准确，但耗费人力物力。适用于有特殊营养要求的集体单位、家庭及个人的营养调查，如幼儿、大中小学生、运动员、孕妇、乳母、患者等。

（4）食物频率法：收集被调查对象过去一段时间（数周、数月或数年）内各种食物消费频率及消费量，获得个人长期食物和营养素平均摄入量。本法可快速得到平时各种食物摄入的种类和数量，反映长期膳食行为，可为研究膳食模式与慢性病的关系提供依据，还可用于膳食咨询指导。

2. 体格营养状况检查

应用临床检查方法来检查被检对象的发育情况及营养缺乏症的病因，以判定其营养和发育状况。生长发育的一般指标主要包括身高、体重及皮脂厚度等。营养缺乏的症状、体征则因病各异。

$$体重指数(BMI) = 体重(kg)/[身高(m)]^2$$

3. 营养状况的实验室生化检查

通过测定被查对象生物样品中各种营养素及其分解产物或其他化学成分含量，了解膳食中营养素吸收、利用是否正常。最常见为血、尿的生化检验。例如，为了解蛋白质营养水平可检查血浆蛋白（总量、白蛋白、球蛋白及 A/G 值）、血红蛋白等；为了解维生素 B_1、维生素 B_2 营养状况可进行负荷试验。空腹时血清维生素 C 含量测定或负荷试验可了解维生素 C 营养状况，婴幼儿血清中无机磷含量或血清碱性磷酸酶活力测定可了解维生素 D 营养状况。

（二）膳食调查的基本步骤（以称重法为例）

1. 资料的收集和处理

（1）计算每餐各种生食物的实际消耗量：根据调查表（表 3-1），称重并记录每餐各类食物的生重、熟重及熟食剩余重量（一般需调查 3～7 d）。计算食物的生熟比例（即各生食物原料与其熟食的质量比），据此可计算出该餐各生食物的摄入量。例如，50 kg 大米煮熟后的米饭为 122.5 kg，用餐后剩余 10 kg，则其净食量为 122.5–10 = 112.5（kg），生熟比例为 50/122.5，故大米的消耗量（摄入量）为

$$生熟比例×净食量 = \frac{50}{122.5} × 112.5 = 45.92（kg）$$

表 3-1 称重法膳食调查记录表

年　　月　　日至　　年　　月　　日

日期	餐别	就餐人数	主副食名称	食物名称	总质量/kg	可食生重/kg	食物熟重/kg	熟食剩余量/kg	熟食净食量/kg	生熟比例	实际生食摄入量/kg	备注

（2）计算每人每日各种生食物的平均摄入量：按早、中、晚各餐分别统计，将每日每餐各类食物摄入量填入"食物摄入量计算表"（表 3-2）合计每餐各类食物摄入量，并按下式计算某餐每人每日某食物平均摄入量：

$$某餐每人每日某食物平均摄入量（g）=\frac{调查期间该餐某食物总摄入量}{调查期间该餐用餐人次数}×1\,000$$

表 3-2 食物摄入量计算表

餐别	类别	食物名称	每日每种食物共计/kg							食物累计摄入量/kg	每人每日消耗食物量/g
			第1天	第2天	第3天	第4天	第5天	第6天	第7天		

（3）计算每人每日热量和营养素平均摄入量：按当地的"食物主要成分表"（表3-3）计算，填表并合计（表3-4）。

$$某食物营养素摄入量（g）= 该食物实际摄入量（g）\times \frac{该食物中某营养素含量}{100}$$

表 3-3　某地食物主要成分表（食部 100 g）

类别	食物名称	食部比例/%	蛋白质/g	脂肪/g	碳水化合物/g	能量/kcal	膳食纤维/g	钙/mg	磷/mg	铁/mg	维生素A/μg RAE	维生素B₁/mg	维生素B₂/mg	烟酸/mg	维生素C/mg
粮食类及制品	籼稻米	100	7.8	1.30	76.6	349	0.4	9	203	2.4	0	0.19	0.06	1.60	0
	粳米	100	6.8	1.30	76.8	346	0.3	8	164	2.3	0	0.22	0.06	1.50	0
	特粳米	100	6.7	0.70	77.9	345	0.2	10	120	1.3	0	0.13	0.05	1.00	0
	标准粉	100	9.9	1.80	74.6	354	0.6	38	268	4.2	0	0.46	0.06	2.50	0
	富强粉	100	9.4	1.40	75.0	350	0.4	25	162	2.6	0	0.24	0.07	2.00	0
	小米	100	9.7	3.50	72.8	362	1.6	29	240	4.7	17	0.59	0.12	1.60	0
	高粱米	100	8.4	2.70	75.6	360	0.6	7	180	4.1	0	0.26	0.09	1.50	0
	玉米面	100	8.4	4.30	70.2	353	1.5	34	367	3.5	7	0.31	0.10	2.00	0
	莜麦面	100	15.0	8.50	64.8	396	2.1	58	398	9.6	3	0.29	0.17	0.80	0
	甜薯	87	1.8	0.20	29.5	127	0.5	18	20	0.4		0.12	0.04	0.50	30
	甜薯干	100	3.9	0.87	80.3	344	1.4	128	—	—	0	0.28	0.12	0.80	—
豆类及制品	黄豆	100	36.5	18.40	35.3	412	4.8	367	571	11.0	37	0.79	0.25	2.10	0
	绿豆	100	22.7	1.20	56.8	329	4.1	111	363	5.6	22	0.53	0.11	2.00	0
	赤豆	100	21.7	0.80	60.7	339	4.6	76	386	4.5	0	0.43	0.16	2.10	0
	豇豆	100	22.0	2.00	55.5	328	4.1	100	456	7.6	10	0.35	0.11	2.40	0
	蚕豆	100	29.4	1.80	47.5	324	2.1	93	225	6.2	8	0.39	0.27	2.60	0
	豆浆	100	4.4	1.80	1.5	40	0	25	45	2.5	15	0.03	0.01	0.10	0
	豆腐	100	7.4	3.50	2.7	72	0.1	277	87	2.1	0	0.03	0.03	0.20	0
	豆腐干	100	19.2	6.70	6.7	164	0.2	117	204	4.6	0	0.05	0.05	0.10	0
	油豆腐（泡）	100	39.6	37.70	11.8	545	0	191	574	9.4	0	0.06	0.04	0.20	0
	豆腐乳	100	14.6	5.70	5.8	133	0.6	167	200	12.0	0	0.04	0.16	0.50	0
	千张	100	0.3	0	84.4	339	0	27	24	0.8	0	—	—	—	0
鲜豆类	黄豆芽	100	11.5	2.00	7.1	92	1.0	68	102	1.8	5	0.17	0.11	0.80	4
	绿豆芽	100	3.2	0.10	3.7	29	0.7	23	51	0.9	3	0.07	0.06	0.70	6
	蚕豆芽	80	13.0	0.80	19.6	138	0.6	109	382	8.2	8	0.17	0.14	2.00	7
	毛豆	42	13.6	5.70	7.1	134	2.1	100	219	6.4	22	0.33	6.10	1.70	25
	扁豆	93	2.8	0.20	5.4	35	1.4	116	63	1.5	5	0.05	0.07	0.70	13
	蚕豆	23	9.0	0.70	12.7	89	0.3	15	217	1.7	50	0.33	0.18	2.90	12
	四季豆	94	1.5	0.20	4.7	27	0.8	44	39	1.1	35	0.68	0.12	0.60	9
	豆角	95	2.4	0.20	4.7	30	1.4	53	63	1.0	33	0.09	0.08	1.00	19

类别	食物名称	食部比例/%	蛋白质/g	脂肪/g	碳水化合物/g	能量/kcal	膳食纤维/g	钙/mg	磷/mg	铁/mg	维生素A/µg RAE	维生素B₁/mg	维生素B₂/mg	烟酸/mg	维生素C/mg
根茎类	马铃薯	88	2.3	0.10	16.6	77	0.7	11	64	1.2	5	0.10	0.03	0.40	16
	芋头	70	2.2	0.10	19.5	80	0.6	19	51	0.6	27	0.06	0.03	0.07	4
	白萝卜	78	0.6	0	5.7	25	0.8	49	34	0.5	3	0.02	0.04	0.05	30
	小红萝卜	63	0.9	0.20	3.8	21	0.5	23	24	0.6	668	0.03	0.03	0.40	27
	青萝卜	94	1.1	0.10	6.6	32	0.6	58	27	0.4	10	0.02	0.03	0.30	31
	凉薯	91	1.4	0.20	11.9	55	0.9	29	28	1.6		0.03	0.02	0.50	2
	胡萝卜	89	0.1	0.30	7.6	35	0.7	32	30	0.6	688	0.02	0.05	0.30	13
	圆洋葱	79	1.8	0	8.0	39	1.1	40	50	1.8	3	0.03	0.02	0.20	8
	大葱	71	1.0	0.30	6.0	31	0.5	12	46	0.6	10	0.08	0.05	0.30	14
	姜	100	1.4	0.70	8.5	46	1.0	20	45	7.0	28	0.01	0.04	0.40	4
	蒜头	29	4.4	0.20	23.0	111	0.7	5	44	0.4	5	0.24	0.03	0.90	3
	冬笋	39	4.1	0.10	5.7	40	0.8	22	56	0.1	5	0.08	0.08	0.60	1
	茭白	45	1.5	0.70	4.0	23	0.6	4	43	0.3	5	0.04	0.05	0.60	2
	藕	85	1.0	0.10	19.8	85	0.7	19	51	0.5	3	0.11	0.04	0.40	25
蔬菜类	大白菜	68	1.1	0.20	2.1	15	0.4	61	37	0.5	13	0.02	0.04	0.30	20
	小白菜	100	2.0	0.40	1.3	17	0.6	75	55	5.0	280	0.02	0.08	0.60	46
	太古菜	81	2.7	0.10	3.0	24	0.8	160	51	4.4	168	0.08	0.15	0.60	58
	油菜	96	1.1	0.30	1.9	15	0.5	108	30	1.0	103	0.02	0.11	0.60	40
	包菜	86	1.3	0.30	4.0	24	0.9	62	28	0.7	12	0.04	0.04	0.30	39
	菠菜	89	2.4	0.50	3.1	27	0.7	72	53	1.8	487	0.04	0.13	0.60	39
	韭菜	93	2.1	0.60	3.2	27	1.1	48	46	1.7	235	0.03	0.09	0.90	39
	芹菜	74	2.2	0.30	1.9	19	0.6	160	61	8.5	57	0.03	0.04	0.30	6
	雪里蕻	85	2.8	0.60	2.9	28	1.0	235	64	3.4	52	0.07	0.14	0.80	85
	蕹菜	75	2.3	0.30	4.5	30	1.0	100	37	1.4	253	0.06	0.16	0.70	28
	苋菜	55	2.5	0.40	5.0	34	1.1	200	46	4.8	248	0.04	0.14	1.30	35
	莴笋	49	0.6	0.10	1.9	11	0.4	7	31	2.0	147	0.03	0.02	0.50	1
	菜花	53	2.4	0.40	3.0	25	0.8	18	53	0.7	5	0.06	0.08	0.80	88
菌藻类	蘑菇（鲜）	97	2.9	0.20	2.4	23	0.6	8	66	1.3	2	0.11	0.16	3.30	4
	香菇	72	13.0	1.80	54.0	284	7.8	124	415	25.3	0	0.07	1.13	18.90	—
	海带	100	8.2	0.10	56.2	258	9.7	1 177	216	150.0	0	0.09	0.36	1.60	—
	紫菜	100	28.2	0.20	48.5	309	4.8	343	457	33.2	228	0.44	2.07	5.10	1
瓜果类	西葫芦	73	0.7	0	2.4	12	0.7	22	6	0.2	5	0.02	0.02	0.30	1
	西红柿	97	0.8	0.30	2.2	15	0.4	8	24	0.8	92	0.03	0.02	0.60	8
	茄子	96	2.3	0.10	3.1	23	0.8	22	31	0.4	30	0.03	0.04	0.50	3
	青椒	71	0.7	0.20	3.9	20	0.8	10	33	0.7	57	0.06	0.04	0.80	52
	柿子椒	86	0.9	0.20	3.8	21	0.8	11	27	0.7	57	0.04	0.04	0.70	89

类别	食物名称	食部比例/%	蛋白质/g	脂肪/g	碳水化合物/g	能量/kcal	膳食纤维/g	钙/mg	磷/mg	铁/mg	维生素A/μg RAE	维生素B₁/mg	维生素B₂/mg	烟酸/mg	维生素C/mg
瓜果类	丝瓜	93	1.5	0.10	4.5	25	0.5	28	45	0.8	15	0.04	0.06	0.50	8
	冬瓜	76	0.4	0	2.4	11	0.4	19	12	0.3	13	0.01	0.02	0.30	16
	黄瓜	86	0.9	0.20	1.6	11	0.3	19	29	0.3	15	0.04	0.04	0.30	6
	南瓜	81	0.3	0	1.3	6	0.3	11	9	0.1	148	0.05	0.06	0.30	4
	西瓜	54	1.2	0	4.2	22	0.3	6	10	0.2	38	0.02	0.02	0.20	3
	甜瓜	72	0.7	0	2.3	12	0.3	20	8	0.3	5	0.02	0.02	0.40	7
咸菜类	腌雪里蕻	96	2.0	0.10	3.3	22	1.0	250	31	3.1	8	0.04	0.11	0.50	—
	榨菜	100	4.1	0.20	9.2	55	2.2	280	130	6.7	83	0.04	0.09	0.70	—
	腌萝卜	96	0.8	1.40	5.4	37	0.9	118	31	1.1	0	0.03	0.04	0.40	—
	腌芥菜头	100	4.0	0	23.5	110	1.7	351	123	5.4	0	0.03	0.15	1.40	—
	酱黄瓜	90	4.9	0.10	13.5	75	0.9	79	165	8.4	30	—	—	—	—
	酱小菜	100	4.7	1.00	16.8	95	2.8	57	96	14.1	0	—	—	—	—
鲜果及坚果类	橘子	80	0.7	0.10	10.0	44	0.4	41	14	0.8	2	0.08	0.03	0.30	34
	苹果	81	0.4	0.50	13.0	58	1.2	11	9	0.3	3	0.01	0.01	0.10	—
	葡萄	87	0.4	0.60	8.2	40	2.6	4	7	0.8	8	0.05	0.01	0.20	—
	桃	73	0.8	0.10	10.7	47	0.4	8	20	1.2	3	0.01	0.02	0.70	6
	杏	90	1.2	0	11.1	49	1.9	26	24	0.8	75	0.02	0.03	0.60	7
	柿	70	0.7	0.10	10.8	47	3.1	10	19	0.2	20	0.01	0.02	0.30	11
	枣	91	1.2	0.20	23.2	99	1.6	14	23	0.5	40	0.06	0.04	0.60	540
	红果	69	0.7	0.20	22.1	93	2.0	68	20	2.1	17	0.02	0.05	0.40	89
	香蕉	56	1.2	0.60	19.5	88	0.9	9	31	0.6	10	0.02	0.05	0.70	6
	菠萝	53	0.4	0.30	9.3	42	0.4	18	28	0.5	33	0.08	0.02	0.20	24
	红枣（干）	85	3.3	0.40	72.8	308	3.1	61	55	1.6	2	0.06	0.15	1.20	12
	西瓜子（炒）	40	31.8	39.10	19.1	556	1.8	237	751	8.3	0	0.03	0.14	2.70	—
	葵花子（炒）	46	24.6	54.40	9.9	628	4.9	45	354	4.3	5	0.88	0.20	5.10	—
蛋类	鸡蛋	85	14.7	11.60	1.6	170	0	55	210	2.7	310	0.16	0.31	0.10	—
	鸭蛋	87	8.7	9.80	10.3	164	0	71	210	3.2	261	0.15	0.37	0.10	—
油脂及调味品类	猪油（炼）	100	0	99.00	0	891	0	0	0	0	27	0	0.01	0.10	0
	植物油	100	0	100.00	0	900	0	0	0	0	0	0	0.04	0	0
	芝麻酱	100	20.0	52.90	15.0	6.6	6.9	870	530	58.0	17	0.24	0.20	6.70	0
	白糖	100	0.3	0	99.0	397	0	82	—	1.9	0	—	—	—	—
	红糖	100	0.4	0	93.5	376	0	90	—	4.0	0	—	0.09	0.60	0
	酱油	100	2.0	0	17.2	77	0.8	97	31	5.0	0	0.01	0.13	1.50	0
	甜面酱	100	7.3	2.10	27.3	157	2.5	51	127	4.5	5	0.08	0.17	3.40	0
	豆瓣酱	100	10.7	9.00	12.9	175	1.6	99	165	7.9	0	0.06	0.24	1.50	0
	醋	100	—	—	0.9	4	—	65	135	1.1	0	0.03	0.05	0.70	0
	精盐	100	—	—	—	—	0	62	0	1.6	0	—	—	—	—

类别	食物名称	食部比例/%	蛋白质/g	脂肪/g	碳水化合物/g	能量/kcal	膳食纤维/g	钙/mg	磷/mg	铁/mg	维生素A/μg RAE	维生素B₁/mg	维生素B₂/mg	烟酸/mg	维生素C/mg
畜肉类及制品	肥瘦猪肉	100	9.5	59.80	0.9	580	0	6	101	1.4	0	0.53	0.12	4.20	—
	咸肉	100	14.4	21.80	3.3	267	0	31	109	2.3	20	—	0.24	0.30	—
	猪舌	96	16.5	12.70	1.8	188	0	20	118	2.4	15	0.08	0.23	3.00	0
	猪心	78	19.1	6.30	0	133	0	45	102	2.5	13	0.34	0.52	5.70	1
	猪肝	100	21.3	4.50	1.4	131	0	11	270	25.0	4972	0.40	2.11	16.20	18
	猪肾	89	15.5	4.80	0.7	108	0	—	228	7.1	41	0.38	1.12	4.50	22
	猪肚	92	14.6	2.90	1.4	90	0	8	144	1.4	3	0.05	0.18	2.50	0
	猪血	100	18.9	0.40	0.6	82	0	—			0	—			
	肥瘦牛肉	100	20.1	10.20	0	172	0	7	170	0.9	9	0.07	0.15	6.00	—
	牛肝	100	21.8	4.80	2.6	141	0	13	400	9.00	20220	0.39	2.30	16.20	18
	肥瘦羊肉	100	11.1	28.80	0.8	307	0	11	129	2.0	22	0.07	0.13	4.80	0
	羊肝	100	18.5	7.20	3.9	154	0	9	414	6.6	20972	0.42	3.57	18.90	17
禽肉类	鸡肉	34	21.5	2.50	0.7	111	0	11	190	1.5	48	0.03	0.09	8.00	—
	鸡肝	100	18.2	3.40	1.9	111	0	21	260	8.2	10414	0.38	1.63	10.40	7
	鸭肉	24	16.5	7.50	0.5	136	0	11	145	4.1	52	0.07	0.15	4.70	—
	鹅肉	66	10.8	11.20	0	144	0	13	23	3.7	42	—	—	—	—
乳及代乳品	人乳	100	1.5	3.70	6.9	67	0	34	15	0.1	52	0.01	0.04	0.10	6
	牛乳	100	3.3	4.00	5.0	69	0	120	93	0.2	24	0.04	0.13	0.20	1
	羊乳	100	3.8	4.10	4.3	69	0	140	106	0.1	84	0.05	0.13	0.30	—
	代乳粉	100	17.1	10.20	62.9	412	0.7	653	338	4.8	303	0.47	0.76	1.40	0
水产类	黄花鱼	57	17.6	0.87	—	78	0	33	135	1.0	10	0.01	0.10	0.80	—
	带鱼	72	18.1	7.40	—	139	0	24	160	1.1	29	0.01	0.09	1.90	—
	鲳鱼	64	15.6	6.60	0.2	123	0	19	240	0.3	24	—	0.13	2.70	—
	青鱼	68	19.5	5.20	0	125	0	25	171	0.8	42	0.13	0.12	1.70	—
	鲢鱼	46	15.3	0.90	0	69	0	36	187	0.6	20	0.02	0.15	2.70	—
	鲤鱼	62	17.3	5.10	0	115	0	25	175	1.6	25	—	0.10	3.10	—
	鲫鱼	40	13.0	1.10	0.1	62	0	95	242	0.5	17	—	0.06	2.30	—
	咸带鱼	68	24.4	11.50	0.2	202	0	132	113	1.0	29	0.01	0.18	1.60	—
	墨鱼	73	13.0	0.70	1.4	64	0	14	150	0.6	0	0.01	0.06	1.00	—
	河虾	26	17.5	0.60	0	76	0	221	23	0.1	48	0.02	0.08	1.90	—
	对虾	70	20.6	0.70	0.2	90	0	35	150	0.1	15	0.01	0.11	1.70	—
	虾米	100	47.6	0.50	0	195	0	880	695	6.7	54	0.03	0.06	4.10	—
	虾皮	100	39.3	3.00	8.6	219	0	2 000	1 005	5.5	19	0.03	0.07	2.50	—
	蛤蜊	20	10.8	1.60	4.6	76	0	37	82	14.2	19	0.03	0.15	1.70	—

注：RAE 为视黄醇活性当量

表 3-4 食物摄入量计算表

餐别	类别	食物名称	摄入量/500 g						平均每人摄入量*/g
			第1天	第2天	第3天	第4天	第5天	合计	
早餐	粮食类及制品	籼稻米	94.51	88.39	78.04	74.55	66.97	402.46	57.1
		标准粉	193.75	200.50	207.75	209.00	208.25	1 019.25	144.6
	咸菜类	酱萝卜	58.00	—	3.00	28.00	22.00	111.00	15.3
		大头菜	—	26.00	10.50	—	—	36.50	5.0
	油脂类	植物油	—	—	—	—	42.18	42.18	5.8
中餐	粮食类及制品	籼稻米	214.50	231.60	234.15	231.30	222.60	1 134.15	158.7
		标准粉	—	—	—	—	16.00	16.00	2.2
	豆制品	千张	18.00	9.12	—	11.64	—	38.76	5.4
		豆腐干	—	—	85.80	—	—	85.80	12.0
	根茎类	白萝卜	—	103.70	—	40.18	—	143.88	19.6
		洋葱	—	—	—	—	15.00	15.00	2.0
	蔬菜类	小白菜	55.61	—	—	103.20	—	158.81	21.6
		包菜	—	119.00	172.48	—	113.00	404.48	55.0
		莴笋	—	—	129.86	62.00	—	191.86	26.1
	瓜果类	西葫芦	130.00	—	47.30	124.41	113.00	414.71	56.4
		黄瓜	—	114.26	—	—	—	114.26	15.5
	咸菜类	酱萝卜	—	7.00	10.00	7.00	3.50	27.50	3.7
	菌藻类	海带	14.40	—	—	—	15.00	29.40	4.0
	油脂类	猪油	11.98	9.40	5.63	—	—	27.01	3.7
		植物油	—	—	—	30.66	6.00	36.66	5.0
	畜肉类及制品	肥瘦猪肉	24.93	38.83	29.24	—	47.00	140.00	19.0
		猪肝	—	—	25.23	—	—	25.23	3.4
		咸肉	21.00	35.50	—	—	—	56.50	7.7
		猪血	—	—	—	53.00	—	53.00	7.2
	蛋类	鸭蛋	—	12.96	—	—	—	12.96	1.8
		鸡蛋	—	—	30.00	26.50	2.00	58.50	8.0
	调味品类	精盐	8.54	7.37	7.76	12.22	12.00	47.89	6.5
		酱油	17.21	16.30	20.37	15.45	13.00	82.33	11.2
		白糖	10.32	—	—	—	—	10.32	1.4
晚餐	粮食类	籼稻米	223.80	224.40	222.10	224.40	178.35	1 073.05	150.9
	豆制品	千张	18.00	9.88	16.00	22.36	16.00	82.24	11.6
		豆腐干	—	—	70.20	—	—	70.20	9.9
	根茎类	白萝卜	108.10	132.43	—	88.82	106.04	435.39	59.2
	蔬菜类	小白菜	67.00	—	—	193.80	—	260.80	35.5
		包菜	—	—	96.00	—	113.00	209.00	28.4
	瓜果类	西葫芦	107.00	129.00	168.70	142.79	115.00	662.49	90.1
		黄瓜	—	81.24	—	—	—	81.24	11.1

餐别	类别	食物名称	摄入量/500 g						平均每人摄入量*/g
			第1天	第2天	第3天	第4天	第5天	合计	
晚餐	咸菜类	酱萝卜	5.50	—	—	5.00	4.50	15.00	2.0
		大头菜	—	3.50	3.50	—	—	7.00	1.0
	菌藻类	海带	5.60	—	—	—	—	5.60	0.8
	油脂类	猪油	10.38	11.66	10.30	—	—	32.34	4.4
		植物油	—	—	—	12.84	2.00	14.84	2.0
	调味品类	酱油	13.61	17.06	8.30	7.46	10.00	56.43	7.7
		豆瓣酱	—	—	—	5.50	10.00	15.50	2.1
		精盐	7.76	5.48	6.85	6.28	8.00	34.37	4.7
	畜肉类及制品	肥瘦猪肉	9.65	6.67	—	—	—	16.32	2.2
		猪肝	—	—	—	3.73	—	3.73	0.5
	蛋类	鸭蛋	—	14.00	—	—	—	14.00	1.9
	其他	红糖	—	1.00	—	—	—	1.00	0.1

* 某餐次平均每人食物摄入量（g）＝食物 5 d 摄入量（500 g）×500/5 d 内用该餐次人次

2. 膳食评价

（1）计算每人每日膳食中热量及营养素摄入量（表 3-5）：将各种营养素摄入量与每日膳食中营养素供给量相比较，能量和各种营养素的摄入量占膳食参考摄入量标准的 90% 以上为正常；低于 80% 为供给不足，长期供给不足会导致营养不良；低于 60% 则为缺乏，会对身体造成严重影响。

（2）计算每人每日摄入三大营养素所占能量的百分比（表 3-6）：1 g 蛋白质、脂肪、碳水化合物所产能量分别为 4 kcal、9 kcal、4 kcal（1 cal = 4.2 J），则可由平均每人每日蛋白质、脂肪、碳水化合物摄入量计算出平均每人每日所摄入的三大营养素产能量，最后可算出它们占总能量的百分比。正常情况下，蛋白质应占能量的 10%～14%（其中儿童、青少年应为 12%～14%，成人应为 10%～12%），脂肪应占 20%～30%，碳水化合物应占 50%～65%。

（3）计算三餐能量分配的百分比（表 3-7）：即分别计算早、中、晚餐能量摄入量占总能量的百分比。一般认为早、中、晚餐能量摄入量占比应分别为 30%、40%、30%，但幼儿和学龄前儿童的早餐能量摄入量应占 35%。

（4）计算蛋白质来源百分比（表 3-8）：分别计算优质蛋白质（大豆类和动物类蛋白）和非优质蛋白质各占总蛋白质摄入量的百分比。在蛋白质摄入量满足的情况下，若优质蛋白质占 1/3 以上，则蛋白质质量良好，若低于 1/3 则蛋白质质量较差。

（5）进行膳食的综合评价并提出改进建议：综合上述各指标，全面分析膳食中所摄入营养素的质和量，得出结论，并提出合乎营养要求的膳食建议。

（三）膳食调查实例的计算与评价（课题分析）

案 例 一

某年 5 月 26 日至 30 日在某学院学生食堂进行了称重法的膳食调查。在调查 5 d 内男生用膳餐别人次主食分别为早餐 3 524 人次，中餐 3 574 人次，晚餐 3 555 人次；副食分别为早餐 3 616 人次，中餐 3 676 人次，晚餐 3 675 人次。5 d 的食物摄入量如表 3-4 所示。请计算并填补每人每日膳食中热量及营养素摄入量计算表的空白项目，并根据各指标的计算结果对该学院男生的膳食营养做出初步评价并提出改进意见。

1. 计算每人每日膳食中热量及营养素的摄入量（表 3-5）

表 3-5　每人每日膳食中热量及营养素摄入量计算表

餐别	类别	食物名称	摄入量/g	蛋白质/g	脂肪/g	碳水化合物/g	能量/kcal	钙/mg	磷/mg	铁/mg	维生素 A/μg RAE	维生素 B₁/mg	维生素 B₂/mg	烟酸/mg	维生素 C/mg
早餐	粮食类及制品	籼稻米	57.1	4.5	0.7	43.7	199.0	5.1	115.9	1.4	0	0.11	0.03	0.91	0
		标准粉	144.6												
	咸菜类	酱萝卜	15.3	0.1	0.2	0.8	5.4	17.3	4.6	0.2	0	0	0.01	0.06	0
		大头菜	5.0	0.2	0	1.2	5.5	17.6	6.2	0.3	0	0	0.01	0.07	0
	油脂类	植物油	5.8	0	5.8	0	52.2	0	0	0	0	0	0	0	0
	早餐小计														
中餐	粮食类及制品	籼稻米	158.7	12.4	2.1	121.6	554.0	14.3	322.2	3.8	0	0.30	0.10	2.54	0
		标准粉	2.2	0.2	0	1.6	7.8	0.8	5.9	0.1	0	0.01	0	0.06	0
	豆制品	千张	5.4	0	0	4.6	18.3	1.5	1.3	0	0	0	0	0	0
		豆腐干	12.0												
	根茎类	白萝卜	19.6												
		圆洋葱	2.0	0	0	0.1	0.6	0.6	0.8	0	0.05	0	0	0	0.13
	蔬菜类	小白菜	21.6	0.4	0.1	0.3	3.7	16.2	11.9	1.1	60.48	0	0.02	0.13	9.94
		包菜	55.0	0.6	0.1	1.9	11.4	29.3	13.2	0.3	5.68	0.02	0.02	0.14	18.45
		莴笋	26.1	0.1	0	0.2	1.4	4.9	4.0	0.3	18.80	0	0	0.06	0.13
	瓜果类	西葫芦	56.4	0.3	0	1.0	4.9	9.1	2.5	0.1	2.06	0.01	0.01	0.12	0.41
		黄瓜	15.5												
	咸菜类	酱萝卜	3.7	0	0	0.2	1.3	4.2	1.1	0	0	0	0	0.01	0
	菌藻类	海带	4.0												
	油脂类	猪油	3.7	0	3.7	0	33.0	0	0	0	1.00	0	0	0	0
		植物油	5.0	0	5.0	0	45.0	0	0	0	0	0	0	0	0
	畜肉类及制品	肥瘦猪肉	19.0												
		猪肝	3.4	0.7	0.2	0	4.5	0.4	9.2	0.9	169.05	0.01	0.07	0.55	0.61
		腌肉	7.7	1.1	1.7	0.3	20.6	2.4	8.4	0.2	1.54	0	0.02	0.02	0
		猪血	7.2	1.4	0	0	5.9	0	0	0	0	0	0	0	0
	蛋类	鸭蛋	1.8	0.1	0.2	0.2	2.6	1.1	3.3	0.1	4.09	0	0.14	0.01	0
		鸡蛋	8.0												
	调味品类	精盐	6.5	0	0	0	0	4.0	0	0	0	0	0	0	0
		酱油	11.2	0.2	0	1.9	8.6	10.9	3.5	0.6	0	0	0.01	0.17	0
		白糖	1.4	0	0	1.4	5.6	1.1	0	0	0	0	0	0	0
	中餐小计			23.3	26.1	139.7	885.9	172.8	462.8	14.5	286.27	0.50	0.46	4.75	35.05

· 29 ·

餐别	类别	食物名称	摄入量/g	蛋白质/g	脂肪/g	碳水化合物/g	能量/kcal	钙/mg	磷/mg	铁/mg	维生素A/μg RAE	维生素B₁/mg	维生素B₂/mg	烟酸/mg	维生素C/mg
晚餐	粮食类	籼稻米	150.9	11.8	2.0	115.6	526.6	13.6	306.3	3.6	0	0.29	0.09	2.41	0
	豆制品	千张	11.6	0	0	9.8	39.3	3.1	2.8	0.1	0	0	0	0	0
		豆腐干	9.9	1.9	0.7	0.7	16.2	11.6	20.2	0.5	0	0	0	0.01	0
	根茎类	白萝卜	59.2	0.3	0	2.6	11.5	22.6	15.7	0.2	1.39	0.01	0.02	0.02	13.85
	蔬菜类	小白菜	35.5	0.7	0.1	0.5	6.0	26.6	19.5	1.8	99.40	0.01	0.03	0.21	16.33
		包菜	28.4	0.3	0.1	1.0	5.9	15.1	6.8	0.5	2.93	0.01	0.01	0.07	9.53
	瓜果类	西葫芦	90.1	0.5	0	1.6	7.9	14.5	3.9	0.1	3.29	0.01	0.01	0.20	0.66
		黄瓜	11.1	0.1	0	0.2	1.1	1.8	2.8	0	1.43	0	0	0.03	0.57
	咸菜类	酱萝卜	2.0	0	0	0.1	0.7	2.3	0.6	0	0	0	0	0.01	0
		大头菜	1.0	0	0	0.2	1.1	3.5	1.2	0.1	0	0	0	0.01	0
	菌藻类	海带	0.8	0.1	0	0.4	2.1	9.4	1.7	1.2	0	0	0	0.01	0
	油脂类	猪油	4.4	0	4.4	0	39.2	0	0	0	1.19	0	0	0	0
		植物油	2.0	0	2.0	0	18.0	0	0	0	0	0	0	0	0
	调味品类	酱油	7.7	0.2	0	1.3	5.9	7.5	2.4	0.4	0	0	0.01	0.12	0
		精盐	4.7	0	0	0	0	2.9	0	0	0	0	0	0	0
		豆瓣酱	2.1	0.2	0.2	0.3	3.7	2.1	3.5	0.2	0	0	0.01	0.03	0
	畜肉类及制品	肥瘦猪肉	2.2	0.2	1.3	0	12.8	0.1	2.2	0	0	0.01	0	0.09	0
		猪肝	0.5	0.1	0	0	0.7	0.1	1.4	0.1	24.86	0	0.01	0.08	0.09
	蛋类	鸭蛋	1.9	0.1	0.2	0.2	2.7	1.2	3.5	0.1	4.31	0	0.14	0.01	0
	其他	红糖	0.1	0	0	0.1	0.4	0.1	0	0	0	0	0	0	0
晚餐小计					11.0	134.6	701.8	138.1	394.5	8.6	138.80	0.34	0.33	3.31	41.03
总摄入量															
供给量（RNI 或 AI）															
总摄入量占供给量百分数/%															

注：RNI 为每日推荐摄入量，AI 为适宜摄入量

2. 计算每人每日摄入三大营养素所占能量的百分比（表 3-6）

表 3-6　每人每日摄入三大营养素所占能量的百分比

类别	摄入量/g	所产能量/kcal	占总能量的百分比/%
蛋白质			
脂肪			
碳水化合物			
总计			

3. 计算三餐能量分配的百分比（表 3-7）

表 3-7　三餐能量分配的百分比

餐别	能量摄入量/kcal	占总能量的百分比/%
早餐		
中餐		
晚餐		
合计		

4. 计算蛋白质来源的百分比（表 3-8）

表 3-8　蛋白质来源的百分比

食物类别	蛋白质摄入量/g	占蛋白质总量的百分比/%
畜肉类及制品		
豆类及制品		
粮食类及制品		
蔬菜类及制品		
其他		
合计		

5. 进行膳食的分析评价

案　例　二

某大学一男生（年龄 20 岁，身高 175 cm，体重 68 kg）的一日食谱见表 3-9。

表 3-9　某大学一男生的一日食谱

类别	早餐			午餐			晚餐		
	食谱	食物	质量/g	食谱	食物	质量/g	食谱	食物	质量/g
主食	粥	粳米	50	饭	籼米	150	饭	籼米	150
	馒头	精白粉	100	馒头	精白粉	50			
副食	榨菜	榨菜	25	红烧肉	猪肉	50	酱蛋	鸡蛋	50
				鸡毛菜	鸡毛菜	300	炒芹菜	芹菜	250
					酱油	10	豆腐干	豆腐干	20
					盐	5		油	10
					油	10		酱油	10
								盐	5

根据上述食谱，评价该男大学生此日各种营养素的摄入在质和量上能否符合满足需要？

1. 膳食计算

（1）计算一日中各种食物中的各类营养素摄入的量，将一日中各种营养素摄入量与参考摄入量比较，计算相对比并填入表 3-10。

表 3-10　一日营养素摄入量与参考摄入量比较表

项目	能量 /kcal	蛋白质 /g	脂肪 /g	碳水化合物 /g	钙 /mg	维生素 A /μgRE	维生素 B$_1$ /mg	维生素 B$_2$ /mg	烟酸 /mg	维生素 C /mg
摄入量										
参考摄入量										
相对比/%										

注：①计算视黄醇当量时胡萝卜素及维生素 A 均折合成视黄醇当量（μgRE）。1 国际单位（IU）维生素 A = 0.3 μg 视黄醇当量，1 μg 胡萝卜素 = 0.167 μg 视黄醇当量。

②相对比（%）表示：$\dfrac{\text{摄入量}}{\text{参考摄入量}}\times100\%$。

（2）计算一日所摄入的三大营养素占总能量百分比，并填入表 3-11。

表 3-11　一日所摄入的三大营养素占能量百分比

类别	摄入量/g	占总能量的百分比/%	建议要求/%
蛋白质			10～12
脂肪			20～30
碳水化合物			50～65
总计			100

（3）计算蛋白质来源百分比，并填入表 3-12。

表 3-12　蛋白质来源百分比

类别	蛋白质质量/g	占蛋白质总量的百分比/%	建议要求/%
畜肉类及制品			
豆类及制品			40～50
粮食类及制品			
蔬菜类及制品			50～60
总计			100

（4）计算一日三餐能量百分比，并填入表 3-13。

表 3-13　一日三餐能量分配比

餐别	能量/kcal	占总能量的百分比/%	建议要求/%
早餐			30
午餐			40
晚餐			30
总计			100

2. 营养状况评价

请从各营养素摄入量、三大产能营养素占总能量的比例及优质蛋白质占总蛋白的比例等方面进行评价，并计算 BMI 值及提出膳食改进建议。

实习四　糖尿病患者食谱编制及评价

一、目的要求

（1）掌握糖尿病患者食谱的编制程序。

（2）熟悉糖尿病患者食谱的评价和调整。

（3）了解糖尿病患者食谱的常用编制方法。

二、实习内容

（一）糖尿病营养防治的意义

糖尿病是一种病因尚不十分明确的慢性代谢性疾病，糖尿病的防治应采取综合措施，主要包括健康教育、营养治疗、合理运动、药物治疗及自我监测等，其中营养治疗是控制血糖最基本、最有效的治疗措施之一。营养治疗的目标是帮助患者制订营养计划和形成良好的饮食习惯，通过良好的营养供给，改进患者的健康状况，减少急性和慢性并发症发生的危险。合理地控制饮食有利于控制糖尿病的病情发展，尤其是轻型患者（空腹血糖≤11 mmol/L）单纯采用营养治疗即可达到控制血糖的目的。

（二）糖尿病营养防治的原则

食谱编制的原则：因人而异、因地制宜，合理选择食物并搭配，使糖尿病患者的饮食更加合理化，能够满足日常生活和工作的需要，同时有利于病情的控制和并发症的预防。

合理控制总能量摄入是糖尿病营养治疗的首要原则。《中国糖尿病医学营养治疗指南（2013）》建议糖尿病患者应接受个体化能量平衡计划，目标是既达到或维持理想体重，又满足不同情况下的营养需求。对于正常体重的糖尿病患者，能量摄入以维持或略低于理想体重为宜。肥胖者减少能量摄入，使体重逐渐下降至理想体重 5%左右的范围。儿童、孕妇、乳母、营养不良及伴有消耗性疾病而体重低于标准体重者，为适应患者的生理需要可适当增加体重，能量摄入量可适当增加 10%～20%。根据患者的体型和理想体重，估计每日能量供给量。

（1）能量平衡原则：根据糖尿病患者的标准体重、生理条件、劳动强度、工作性质制订食谱能量，使之有利于糖尿病患者维持理想体重水平。

（2）营养平衡原则：根据《中国居民膳食营养素参考摄入量（2013 版）》的要求设计食谱，使其能够为糖尿病患者提供每日所必需的各种营养素，并且比例适宜。

（3）食物多样原则：根据《中国居民平衡膳食宝塔（2016）》推荐的食物结构，合理选择多种食物，制订食谱使之有利于各种营养素的充分供应，同时有利于促进患者的食欲。

（4）简单易行原则：根据患者的生活条件和生活水平、当地的食物供应情况等合理选择食物，并依据适宜的加工方式和方法来制订食谱，增加食谱的可操作性和可接受性。

（三）食谱编制程序及方法

根据糖尿病患者的病情、年龄、身高、体重、劳动强度、是否有并发症、目前饮食状态、饮食习惯、每天所需的总能量和各种营养素的数量，参照食物成分表、经济条件、市场供应情况等编制食谱。

1. 细算法

（1）判断体重状况：常依据标准体重法和体重指数法判断。

1）标准体重法：标准体重（kg）＝身高（cm）－105，或标准体重（kg）＝[身高（cm）－100]×0.9，或查阅正常人体身高体重表；判断标准为：（实际体重－标准体重）/标准体重×100%，此数值≤－20%为消瘦，±10%为正常，10%～20%为超重，≥20%为肥胖。

2）体重指数法：BMI＝体重（kg）÷[身高（m）]^2。判断标准为：18 岁以上的成年人，BMI 低于 18.5 kg/m^2 属于体重不足；18.5～23.9 kg/m^2 属于正常；24～27.9 kg/m^2 属于超重；≥28 kg/m^2 属于肥胖。

（2）计算全天总能量：根据体重和劳动强度参考表 4-1，确定其全天的总能量。

全天总能量＝标准体重（kg）×能量供给量标准（kJ 或 kcal）

表 4-1　成年人糖尿病能量供给量　　　　　[单位：kJ/kg（kcal/kg）]

体型	极轻体力劳动	轻体力劳动	中体力劳动	重体力劳动
消瘦	126（30）	146（35）	167（40）	188～200（40～50）
正常	84～105（20～25）	126（30）	146（35）	167（40）
肥胖	63～84（15～20）	84～105（20～25）	126（30）	146（30）

（3）根据碳水化合物、脂肪、蛋白质所占总能量比例，计算碳水化合物、脂肪、蛋白质供给量。

碳水化合物不宜控制太严，可占全天总能量的 50%～60%，以米、麦类复合碳水化合物为主。极轻体力劳动包括卧床休息者主食控制在 200～250 g/d，轻体力劳动 250～300 g/d，重体力劳动 300～400 g/d，个别重体力劳动 400～500 g/d。脂肪占全天总能量的 20%～25%，其中多不饱和脂肪酸、单不饱和脂肪酸、饱和脂肪酸的比为 1：1：0.8。胆固醇应低于 300 mg/d，合并高胆固醇血症者应低于 200 mg/d。蛋白质占全天总能量的 12%～20%，或按 1.0～1.5 g/(kg·d)计算，有肾功能不全时，应限制蛋白质摄入，可根据肾功能损害的程度来确定，一般占全天总能量的 10%以下或按 0.5～0.8 g/(kg·d)计算。增加膳食纤维丰富的食物，膳食纤维摄入总量应该为 20 g/d。

（4）计算主食、副食、油脂用量。

（5）确定餐次分配比例和粗配食谱：通常根据糖尿病患者饮食习惯、血糖和尿糖波动情况、服降糖药或注射胰岛素时间及病情是否稳定等来确定其分配比例。应尽量少食多餐，定时定量。常用的能量分配比例为早餐25%、午餐40%、晚餐35%；或早餐20%、午餐40%、晚餐 30%、睡前加餐 10%；或早餐 20%、上午加餐 10%、午餐 20%、下午加餐 10%、晚餐30%、睡前加餐10%。以计算出来的主食、副食用量为基础，粗配食谱。

（6）调整食谱：根据粗配食谱中选用食物用量，计算该食谱营养成分，与食用者的营养素供给量进行比较，如果不在 80%～100%，那么应该进行调整，直至符合要求。

（7）编制一周食谱：一日食谱确定后，可根据饮食习惯、市场供应情况等因素在同一类食物中更换品种和烹调方法，编制一周食谱。

各种食物所含营养素量的计算应参照表 3-3。

2. 食物交换份法

食物交换份法是国内外普遍采用的糖尿病膳食计算法。每一个食物交换份的任何食物所含的能量相似（多定为 377 kJ，即 90 kcal），一个食物交换份的同类食物中碳水化合物、脂肪、蛋白质等营养素含量相似。因此制订食谱时同类食物中的各种食物可以互相交换。

（1）能量相同的食物重量：按食物所含的营养成分分为 6 类，各类食物提供同等热量（377 kJ，即 90 kcal）的重量，以便交换使用，包括以下这些。

1 份生主食：包括米、面粉、小米、高粱米、玉米面、燕麦、荞麦，各种干豆类及干粉条等各 25 g；豆腐类 100 g。

1 份新鲜蔬菜：各种绿色蔬菜、茄子、西红柿、菜花、黄瓜、丝瓜、苦瓜、冬瓜 500 g；柿子椒、扁豆、圆洋葱、胡萝卜、蒜薹等 200～350 g；毛豆、鲜豌豆和各种根茎类蔬菜 100 g。

1 份新鲜水果：各种水果约 200 g；西瓜 500 g。

1 份生肉或鲜蛋类：各种畜肉 25～50 g；禽肉约 70 g；鱼虾类 80～120 g；鸡、鸭蛋 1 个或鹌鹑蛋 6 个。

1 份油脂类：约 10 g。

1 份坚果类：15 g 花生或核桃仁；25 g 葵花子、南瓜子；40 g 西瓜子。

（2）同类食物中碳水化合物、脂肪、蛋白质等营养素含量相似，每份营养成分按常用食物的营养值计算，用整数表达，各类食物交换份如下。

等值谷物：每份米、面供能量 180 kcal，蛋白质 4 g，脂肪 1 g，糖类 38 g。每份用量为白米 50 g，挂面 50 g，高粱米 50 g，面粉 50 g，湿面条 60 g，小米 50 g，凉粉 750 g，咸面包 75 g，山药 250 g，土豆 250 g，红（绿）豆 60 g，玉米面 50 g，干粉皮（条）40 g，莜麦面 50 g，荞麦面 50 g，苏打饼干 50 g，生老玉米 750 g。

等值蔬菜类：每份蔬菜能量 80 kcal，蛋白质 5 g，糖类 15 g。每份用量为：①甲种。1%～3%糖类蔬菜，每份用量为 500～750 g。例如，叶类为白菜、包菜、菠菜、油菜；根茎类为芹菜、竹笋、茭白、冬笋；瓜果类为西葫芦、丝瓜、冬瓜、茄子、黄瓜、西红柿、苦瓜；其他为绿豆芽、鲜蘑菇、龙须菜、花菜。②乙种。≥4%糖类蔬菜，每份用量为 100～350 g，如白萝卜、南瓜、柿子椒 350 g；鲜豇豆、扁豆 250 g；胡萝卜、蒜苗 200 g；鲜豌豆 100 g。

等值水果类：每份供热量 377 kJ（90 kcal），蛋白质 1 g，糖类 21 g。每份用量为西瓜 500 g；梨、桃、苹果、橘子、橙子、柚子、李子、杏、葡萄、猕猴桃 200 g；香蕉、芒果、柿、鲜荔枝 150 g；草莓 300 g。

等值瘦肉类：每份供热量 334.9 kJ（80 kcal），蛋白质 9 g，脂肪 5 g。每份用量为精瘦牛、羊、猪肉 50 g；肥少瘦多牛、羊、猪肉 25 g；油豆腐 25 g；豆腐干（丝）50 g；鱼、虾、鸡、鸭瘦肉 50 g；鸭蛋 1 个；瘦香肠 20 g；北豆腐 100 g；南豆腐 100 g；大个鸡蛋 1 个。

（3）利用食物交换法制订食谱分以下 6 步：第 1 步计算标准体重；第 2 步计算每日所需总热量；第 3 步计算全天食物交换份数；第 4 步查出各类食物的比例分配；第 5 步对设计的食谱进行评价和调整；第 6 步根据自己的习惯和喜好选择并交换食物。

3. 主食固定法

主食固定法即确定每日的米、面用量，此法虽简单，但在固定主食量的同时必须确定副食的定量，以保证能量摄入量的恒定。可参照营养成分计算法步骤依据固定的主食量进行计算和配制，本实验未列出具体步骤。

（四）注意事项

（1）严格按设计的食谱执行。

（2）菜肴应少脂、低盐、无糖。不宜采用耗油多的烹调方法，如油煎、炸、爆炒等，也不宜采用糖醋、糖渍、拔丝及盐腌、盐浸等方法。

（3）如吃零食，应计入食物总量中。不宜将瓜子、花生、黄豆等脂肪含量高的食物作为零食。

（4）正常情况下禁食精制糖，如白糖、蜂蜜，可用甜味剂调味。特殊情况如出现症状时，可即刻进食少量精制糖。

（5）关于无糖食品，市售无糖食品如无糖奶粉、无糖饼干等，只是在加工过程中没有加入糖，食物本身所含的碳水化合物并没有除去，不宜过量食用，且食用量应计入全天食物总量中。

（五）食谱举例

糖尿病患者李某，男性，50 岁，身高 168 cm，体重 80 kg，从事办公室工作（极轻体力劳动）。血糖和尿糖均高，无并发症，口服降糖药。

（1）判断体重是否正常。

$BMI = 体重(kg)/[身高(m)]^2 = 80 \div (1.68)^2 \approx 28.34$，属于肥胖。

（2）计算全天总能量和三大产热营养素供给量。

全天总能量供给量 $= 80 \times 20 = 1\,600$（kcal）

碳水化合物按总能量60%供给。碳水化合物的质量 $= 1\,600 \times 60\% \div 4 = 240$（g）

蛋白质按 1 g/kg 供给，约占总能量17%。蛋白质的质量 $= 1\,600 \times 17\% \div 4 = 68$（g）

脂肪按总能量20%供给。脂肪的质量 $= 1\,600 \times 20\% \div 9 \approx 35.56$（g）

（3）营养成分计算法：以计算出来的主食、副食用量为基础，粗配食谱，调整食谱，编制一周食谱。

（4）食物交换份法：计算全天食物交换份数，每份 90 kcal，份数 $= 1\,600 \div 90 = 18$，分别为谷类11份，蔬菜2份，瘦肉1.5份，豆、乳类2份，油脂1.5份。患者可根据本人饮食习惯进行食物种类的调整，例如第1、2类食物间，第3、4类食物间可按单位相互交换。同类食物中也可根据等值交换表调换品种，例如猪肉换羊肉，米换面或面包等，白菜换芹菜等。

（5）对设计的食谱进行评价：根据该患者的实际情况，为其设计的食谱如下。

早餐：馒头，无糖奶，洋葱拌海带丝

富强粉 75 g，奶 250 mL，洋葱 100 g，海带 25 g，芝麻油 3 g

午餐：米饭，肉丝炒芹菜

粳米 100 g，瘦肉 75 g，芹菜 200 g，豆油 10 g，盐 2 g

晚餐：二米粥，馒头，肉末豆腐炖白菜

粳米 25 g，小米 25 g，富强粉 50 g，肉 25 g，豆腐 100 g，白菜 200 g

试对上述设计的食谱进行评价（参见表 4-2～表 4-4）。

表 4-2　全天营养素摄入量计算表

餐别	质量 /g	蛋白质 /g	脂肪 /g	糖类 /g	能量 /kcal	钙 /mg	磷 /mg	铁 /mg	维生 素 A/μg RAE	维生 素 B_1 /mg	维生 素 B_2 /mg	烟酸 /mg	维生 素 C /mg
早餐													
午餐													
晚餐													
合计													

表 4-3　能量来源分配

营养素	摄入量/g	能量/kcal	百分比/%
蛋白质			
脂肪			
碳水化合物			
合计			

表 4-4　三餐能量分配

餐别	摄入量/g	能量/kcal	百分比/%
早餐			
中餐			
晚餐			
合计			

实习五 食物中毒案例讨论

一、目的要求

（1）掌握食物中毒的概念、原因、诊断标准和临床表现。
（2）熟悉食物中毒的调查、处理。
（3）了解食物中毒的特点及预防措施。

二、实习内容

案 例 一

（一）资料1

2007年10月31日晚8时起，某区中心医院肠道门诊部在较短时间内，相继接收20余名恶心、呕吐、腹痛和腹泻的患者，并进行急诊治疗。

问题讨论

（1）门诊医师应考虑可能是什么问题？如何处理？
（2）如果怀疑是食物中毒，应如何确诊？询问什么？做些什么？

（二）资料2

该中心医院肠道门诊部于当晚11时半即向所属区疾病预防控制中心（疾控中心）报告，区疾控中心值班人员已在11时起接到本区内其他几个医院类似的电话报告，遂向市疾控中心值班室汇报，并请各医院肠道门诊部仔细了解患者进餐情况和临床特征，以便进一步调查证实是否为食物中毒。

据各医院门诊医师称，患者临床表现主要为上腹部阵发性绞痛，继之腹泻。当晚腹泻10余次，呈洗肉水样血便，有的甚至转变为脓血便，里急后重不明显，除恶心、呕吐外，部分患者有畏寒、发热（37.5~40℃）、乏力、脱水等表现，个别患者出现中毒性休克、酸中毒、肌痉挛等，且每个患者均不约而同地说当晚6时在该区某著名大饭店参加亲友举办的喜庆酒席，该晚宴席特别热闹，宾客多达100余桌。

问题讨论

（3）根据临床医师提供的情况，疾控中心应该请他们进一步做什么？
（4）区食品卫生监督机构应进一步做些什么工作？
（5）市食品卫生监督机构接到电话应做些什么工作？

（三）资料3

经各医院详细记录，各区疾控中心的实地调查和市疾控中心的资料汇报，发现从10月31日晚起，共有42家医院做出食物中毒的报告，患者当晚均在该大饭店进餐。就餐人员共约1 002人，而在医院因食物中毒就诊者共762人，罹患率为76%。大部分就诊者在门诊处理，但有 89 人留院观察，其中住院 31 人，病危者 20 人。有 2 名孕妇的胎儿死亡，1 名 40 岁妇女发生心肌炎，经抢救好转，新郎新娘均在结婚宴席后到医院就诊，无死亡病例。患者年龄最大 80 岁，最小 1 岁。根据 552 例调查，潜伏期平均为 5.5 h（2～27 h），进餐后 4～6 h 发病达高峰，大多数患者病程 2～4 d，重者持续 10 d 以上。

问题讨论

（6）如何鉴别各类型食源性疾病（细菌性与非细菌性食物中毒、细菌性食物中毒与暴发性肠道传染病）？

（7）该饭店发生的食物中毒属于哪种类型？为什么？本次患病情况是否符合该型流行特点？

（四）资料 4

根据上述分析，考虑为细菌性食物中毒，且实验室检验结果表明如下。

（1）患者吐泻物：检验结果见表 5-1。

表 5-1　吐泻物细菌学检验

样本内容	样本数/份	细菌检验结果
患者粪便（包括肛拭）	78	副溶血性弧菌阳性 70 份（占 89.7%） 变形杆菌阳性 1 份（占 1.3%）
呕吐物	10	副溶血性弧菌阳性 1 份（占 10.0%）

（2）健康带菌检查：13 名熟食操作人员咽拭，均显示感染金黄色葡萄球菌，10 名熟食操作人员肠道带菌检查均为阴性，但 3 名操作人员在加工当晚宴席食品时食用过一些宴席食品，其肛拭样本中检出副溶血性弧菌。

（3）砂滤水：采集该饭店砂滤水样本 2 份，未检出致病菌。其他水质指标均符合国家饮用水卫生标准。

（4）剩余熟食：采集饭店和顾客家中的剩余食品 19 份，检出副溶血性弧菌 13 份，检出率为 68.4%。同时检出蜡样芽孢杆菌 5 份，变形杆菌 1 份。

（5）剩余生的河虾：感官检验肉质灰白，无异味，质量尚可，微生物检验检出副溶血性弧菌，理化检验挥发性盐基氮为 19.88 mg/kg。

（6）熟食间工具、用具、容器环节采样 24 份，检出副溶血性弧菌 3 份，大肠埃希菌类 22 份。

（7）血清凝集效价测定：7 例患者血清凝集效价明显上升，最高竟达 1∶1 280，最低亦达 1∶160，而 5 例正常人血清及抗原对照组均为阴性。

（8）简易动物试验：用男、女、儿童患者吐泻物中分离出的副溶血性弧菌菌株制备含菌量相当于 8×10^6/mL 的菌液给小白鼠注射（雌雄各 2 组），注射后 1 h 均发病，5～6 h 陆续死亡。雌性组动物重于雄性组，用生理盐水注射作对照组的小白鼠则安然无恙。

上述样品中检出的副溶血性弧菌均属同一抗原型。菌体抗原 O_4，荚膜抗原 K_{11}。

问题讨论

（8）患者粪便物中副溶血性弧菌检出率高达 89.7%，为什么呕吐物中却只检出 10.0%？

（9）患者粪便中同时检出变形杆菌 1 份，你如何评价？

（10）砂滤水的检验和食品操作人员的健康带菌检查有何卫生学意义？

（11）根据上述实验室检验结果，对这起食物中毒事故做出病因诊断。

（五）资料 5

10 月 31 日该饭店晚宴席菜肴由苏、广两帮厨师掌勺。主要品种有什锦大冷盘、六热炒、四大菜和二点心。什锦大冷盘和点心分别由熟食专间和点心间统一制作，热炒和大菜则由苏、广两帮厨师在厨房间分别烹调。结果两帮宴席顾客均有发病，所有患者都食用过什锦冷盘菜。有一未赴宴者食用了带回家的剩余冷盘菜，结果也发病，而未食用者则无发病。除一名患者仅食用 5~6 块熟牛肉外，其余都食用过冷盘菜中的盐水虾，且摄入量多者，一般病情较为严重。有两名厨师因不相信盐水虾会引起食物中毒，结果亲口品尝后也发病。据说大多数顾客反映盐水虾质量较差，虾灰黑，有氨味，肉质"糊"，无弹性，壳肉粘连不易剥脱。

问题讨论

（12）该起食物中毒的中毒食品是什么？并阐述其理由。

（13）你认为哪一种食品可能是最终带菌食品？又如何解释有一患者未食用盐水虾也发病这一现象？

（六）资料 6

经进一步现场卫生状况调查表明：厨师发现虾烧焦后，即用冷水冲洗，再浸泡在盐水中，使之味、色改善。盐水虾在加工过程中，一次烹调 15 kg 左右且未翻动，造成锅底部烧焦有枯焦味，而上部则又未烧熟煮透。熟食专间任何人可随意进出，专间内苍蝇乱飞，工具用具和容器生熟不分，并用浸泡过盐水虾的水再去浸泡白斩鸡。此外，该饭店当天又将隔夜的 5 kg 剩虾未经回锅加热烧透，也供应给顾客。

熟食专间内用具、容器均未严格消毒，并随意乱放。经环节采样 24 份，检出大肠埃希菌类 22 份，检出副溶血性弧菌 3 份。

10 月 31 日那天温度和湿度较高，而供应晚餐的 100 份什锦冷盘菜却已于下午 1 时全部配好，在熟食专间内放置长达 5 h。

问题讨论

（14）你认为该饭店主要存在哪些卫生问题？

（15）针对该店如何预防细菌性食物中毒？

（16）食物中毒的现场处理原则是什么？

（七）资料 7

该饭店引起的重大食品中毒事故，其特点是规模大，来势凶，病情严重，严重影响了顾客的身体健康。为此，区疾控中心根据《中华人民共和国食品卫生法》第四十二条（现已废止），做出责令该饭店停业改进和罚款 3 万元的行政处罚。

该饭店在这次食物中毒事故中，经济损失共计 7 万多元。

问题讨论

（17）这次食物中毒的特点与哪些因素有关？

（18）如何从事故中吸取教训？

案　例　二

某家庭在大酒店举行结婚宴会，有 150 人参加。宴会结束 3 h 左右，陆续有人出现恶心、呕吐、腹痛和腹泻等症状，因而到医院就诊。从第一批患者到医院就诊的时间算起，2 h 之内到医院就诊的具有相同症状的患者有 120 人。

经调查，这些患者均参加了宴会，并且都吃了最后一道"敬餐"——冰淇淋，其余未发病者，均未吃冰淇淋。医生检查，除上述症状外，患者体温正常，只有部分患者呕吐剧烈，呕吐物含有胆汁，小部分甚至含有血液。医生只给患者补充盐水、维生素 C 进行治疗，大部分患者一天内治愈出院。

问题讨论

（1）该事件是不是食物中毒，为什么？

（2）该事件是什么原因引起的食物中毒，是细菌性还是化学性？

（3）如果是细菌性，应大致是哪类细菌引起的？

（4）如果是化学性，应大致是哪类化学物质引起的？

案 例 三

某家庭因儿子考上某名牌大学，举办家庭宴会庆祝，晚上 9 点宴会结束。结果参加宴会的 20 位亲朋好友，有 15 位在第二天中午陆续出现食物中毒症状入院。

15 位患者有共同的临床表现：恶心、呕吐、发热、头痛、乏力、脐周阵发性绞痛。腹泻为水样便，并伴有黏液、恶臭，一日数次。体温一般在 37.8～40℃。15 位患者经补液治疗一天后痊愈出院。

进餐情况调查发现患者均吃了猪肝，猪肝在冰箱已冷藏了一周。

问题讨论

该事件是哪类细菌性食物中毒，如需进一步明确病因，还应进行哪些工作？

案 例 四

某建筑工地工人中午集体就餐后约 10 min，就餐者（85 人）均出现了口唇、指甲以及全身皮肤青紫症状，并相继出现头晕、头痛、无力、心率加快、嗜睡或烦躁不安、呼吸急促，并伴有恶心、呕吐、腹痛、腹泻，严重者昏迷、惊厥、大小便失禁，并有 3 名患者因呼吸衰竭而死亡。

问题讨论

该事件是什么原因引起的食物中毒，应采取什么样的抢救措施？

案 例 五

（一）资料1

2020 年 10 月 5 日，某省××市××县××镇某社区居民王某及其亲属 12 人在家中聚餐，共同食用了自制酸汤子（用玉米水磨发酵后做的一种粗面条样的主食）后，引发食物中毒。市食品卫生监督检验所接到报告后，立即组织有关人员携带必要器具和用品赶赴现场。

问题讨论

（1）当门诊医生怀疑患者为食物中毒时，应询问什么？做些什么？如何确诊？

（二）资料2

市食品卫生监督人员到达现场后，发现中毒的9人中，已有8人死亡，鉴于中毒严重，对同桌其他人进行了调查并逐项登记。据此，卫生监督人员认为是食物中毒，且为酸汤子食物中毒，具体毒素需要检验后确认。

食品卫生监督员询问时，该中毒家族的成员提道："当时共12人参加了聚餐，有9人全部食用了酸汤子，但3个年轻人因不喜欢这种口味没有食用。"根据该省卫生健康委员会12日发布的最新信息，该起食物中毒事件经流行病学调查和疾控中心采样检测后，在玉米面中检出高浓度米酵菌酸，同时在患者胃液中亦有检出，初步定性为由椰毒假单胞菌污染产生米酵菌酸引起的食物中毒事件。否定了此前酸汤子致使多人中毒的疑似物质黄曲霉毒素。

问题讨论

（2）食物中毒时应如何采集样品？

（3）根据上述检验结果，你能否对这次食物中毒作出明确的病因诊断，为什么？

（三）资料3

将引起食物中毒的剩余酸汤子在食品卫生监督员监督下销毁。酵米面食物中毒是椰毒假单胞菌酵米面亚种食物中毒的简称。该菌产生的米酵菌酸是引起严重的食物中毒和死亡的主要原因，其耐热性极强，即使用100℃的开水煮沸或用高压锅蒸煮也不能破坏其毒性，进食后即可引起中毒，对人体的肝、肾、心、脑等重要器官均能产生严重损害。2010年至今，全国已发生此类中毒14起，84人中毒，37人死亡。

2020年10月19日中午，"酸汤子"中毒事件唯一幸存者62岁的李女士不幸去世。至此，"酸汤子"中毒事件的9名中毒者已全部死亡。

问题讨论

（4）食物中毒发生后现场处理主要包括哪些内容？

（5）该事件是否为食物中毒？依据是什么？

（6）引起中毒的食物是什么？依据是什么？

（7）食物中毒的性质是什么？为什么？

（8）对中毒现场调查处理应做哪些组织、准备工作？

（9）如何预防类似食物中毒事件？

实习六 职业病案例讨论

一、目的要求

（1）进一步理解生产环境与健康的关系，掌握职业性有害因素导致职业病的特点、诊断、治疗、处理及防治原则。

（2）学习在临床工作中如何根据职业史和现场调查等资料来诊断职业病和做好预防工作。

二、实习内容

案 例 一

（一）资料1

上海某县一个皮鞋厂女工俞某，21岁，因月经过多，于某年4月17日至当地社区卫生服务中心就诊，诊治无效。4月19日到县中心医院就诊，遵医生嘱咐于4月21日又去该院血液病门诊就医，因出血不止，收入院治疗。骨髓检查诊断为再生障碍性贫血。5月8日因大出血死亡。住院期间，曾有一位医师怀疑该患者患病与职业有关，但未进一步证实。

问题讨论

（1）引起再生障碍性贫血的最常见毒物是什么？哪些工种的工人易接触该毒物？

（2）为什么怀疑该患者疾病与职业有关？应该采取哪些步骤证实这种关系？该医师为什么不采取这些步骤进行病因学诊断？

（二）资料2

5月9日举行追悼会，与会同车间工人联想到自己也有类似症状。其中两名女工5月10日至县中心医院就诊，分别诊断为上消化道出血及白血病（之后也诊断为再生障碍性贫血），未考虑职业危害因素。

问题讨论

（3）如果你在一个月内连续收治三名来自同一小厂的再生障碍性贫血病例，你有何想法？如何证实你的想法？

（4）该院医师为什么未考虑职业危害因素？推测其后果如何？

（三）资料3

上述两位患者住院后，医师告诉患者家属病难治好。至此，车间工人开始惶惶不安。当地政府和工厂领导开始重视此事，组织全体工人去社区卫生服务中心检查身体，结果发现周围血白细胞数减少者较多。社区卫生服务中心随即向县疾控中心报告。

问题讨论

（5）试述职业病的健康监护。

（6）社区卫生服务中心向县疾控中心报告的意义是什么？

（四）资料4

此后，县疾控中心向上级疾控中心报告。县疾控中心、某医科大学附属医院和劳动卫生职业病防治研究所等随即开展调查研究。结果发现：

该厂制帮车间生产过程为：鞋帮坯料→用胶水黏合→缝制→制成鞋帮。制帮车间面积 56 m²，高 3 m，冬季门窗紧闭。制帮用红胶含纯苯 91.2%。每日消耗 9 kg 以上，无通风和防护措施。用甲苯模拟生产过程，测得车间中空气甲苯浓度为卫生标准（100 mg/m³）的 36 倍。而苯比甲苯更易挥发，其卫生标准比甲苯低 2.5 倍，为 40 mg/m³，故可推测生产时苯的浓度可能更高。

经体检确诊为慢性苯中毒者共 18 例，其中包括生前未诊断苯中毒的死亡者 1 例。制帮车间慢性苯中毒者 14 例，其中发展为重度慢性苯中毒者 7 例。病例分析如表 6-1 所示。

表 6-1 某皮鞋厂不同部门慢性苯中毒患病率分布

项目	全厂			制帮车间			配底及其他部门		
	男工	女工	合计	男工	女工	合计	男工	女工	合计
总人数	37	37	74	6	15	21	31	22	53
慢性苯中毒人数	8	10	18	5	9	14	3	1	4
慢性苯中毒患病率/%									
重度慢性苯中毒人数	2	5	7	2	5	7	0	0	0
重度慢性苯中毒患病率/%									

问题讨论

（7）简述慢性苯中毒的主要临床表现。

（8）完成上表的统计分析。

（9）如何衡量该事件的严重程度？

（10）欲了解发生该事件中医疗卫生方面存在的问题，还需做哪些调查？

（五）资料5

对该厂的职业卫生与职业医学服务情况调查结果如下：

该厂于三年前投产。因为投产前未向疾控中心申报，所以未获必要的卫生监督，接触苯作业工人均未进行就业前体格检查。对该厂无职业卫生宣传教育，全厂干部和工人几乎都不知道黏合用的胶水有毒。全部中毒者均有苯中毒的神经系统或血液系统症状，但仅 7 人在中毒死亡事故发生之前就诊，其余 11 人（占 61.1%）直至事故发生后由该厂组织体检时才就医，致使发生症状至就诊的间隔时间平均长达半年左右（0.68 年±0.20 年）。

对该厂接触苯作业工人无定期体检。上述 7 人在事故发生前即因苯中毒症状而就诊，平均就诊 2.44 次±0.69 次，分别被误诊为贫血、再生障碍性贫血、白血病，或无明确诊断而只给对症处理药物。

事故发生后由职业病防治机构对全厂职工进行普遍体格检查，治疗中毒患者，并进行随访。

问题讨论

（11）指出造成该重大职业病中毒事故的主要原因。

（12）如何防止再发生这类严重事故？

案 例 二

1. 初次就诊情况

某社区卫生服务中心于 2007 年 10 月接诊一例男性患者，42 岁。主诉：咳嗽、多痰、胸闷半月余，过去无慢性支气管炎病史，以往身体健康。体检：体温 37.8℃，心脏听诊无异常发现，肺部听诊少量干啰音，背部偶闻稀疏细小的湿啰音。胸透：肺纹理增加。初步诊断：急性支气管炎。门诊处理：消炎、止咳。

问题讨论

（1）根据以上资料，除考虑急性支气管炎外，还应考虑有哪几类疾病的可能？还应收集哪些资料？

2. 复诊情况

1 个月后患者再次就诊，原因是：上次就诊后，咳嗽、多痰曾有好转，但近日又有咳嗽，胸闷一直未见减轻，并时有胸痛，阴雨天尤甚。患者要求做进一步检查。追问病史和过去史：数月来常有"伤风咳嗽"，干重活时似有透不过气的感觉。再次否认"慢性支气管炎"史。

补问职业史：农民

检查：一般情况良好，无发绀，巩膜无黄染，体温正常。肺部可闻及少量干啰音，腹平、软，肝脾未扪及。

实验室检查：血、尿、粪三大常规均在正常范围。

处理：摄胸片，嘱次日复诊。

胸片报告：两肺均见弥漫性小阴影，2～3 mm 大小，呈类圆形，密度较高，边缘较清晰，肺纹理尚可辨认。

问题讨论

（2）根据以上临床症状和 X 线表现，你认为哪种疾病的可能性大？应如何进一步确诊？

3. 次日复诊情况

进一步追问职业史：患者于 5 年前曾与人合作，先后承包了几个小萤石矿，患者为掘岩工。当时劳动环境差，无通风排尘设备，作业场所整天烟雾弥漫，患者先后工作将近 2 年，当时无任何不适，目前已完工将近 3 年。

目前为止，未发现其他承包者有类似疾病发生。

进一步追问过去史和检查：患者否认结核病接触史，也无结核中毒症状。结核菌素试验阴性，痰液检查未发现结核杆菌、真菌，也未见含铁血黄素巨噬细胞和癌细胞。

问题讨论

（3）根据以上资料，你认为该患者的最后诊断应是何种疾病？其诊断依据是什么？主要应与哪些疾病鉴别？

（4）从本例患者的诊断过程中，你得到什么启示？在防治措施上有何新认识？

案 例 三

（一）资料1

某男，59 岁，2006 年 2 月 3 日因剧烈腹痛去当地人民医院就诊。入院检查：神色紧张、面容痛苦，皮肤黏膜苍白，巩膜轻度黄染，体温 37.3℃，脉搏 73 次/min，呼吸 20 次/min，血压 16.7/9.3 kPa，脐周、下腹部有轻微压痛，无反跳痛，未引出病理反射，血、尿常规正常；肝功能、心电图正常。

问题讨论

（1）遇到腹绞痛患者时，主要应考虑哪些疾病？

（2）上述病史中，还应该询问哪些内容？

（二）资料 2

患者职业史，患者为某锡箔厂锅炉工，2003 年 8 月起在该锡箔厂从事烧锅炉兼上粉作业。2006 年 1 月 25 日，因该厂熔铅工临时有事，患者代替熔铅，为多赚钱，患者从 25 日 18 点开始工作至 26 日凌晨 2 点，工作 8 h，休息 6 h；又从 26 日早上 8 点一直工作至 27 日凌晨 2 点，持续工作 18 h，休息 9 h；又从 27 日午饭后（约中午 12 点）工作至次日早上 8 点，持续工作 20 h 后回家休息，再去厂里上班时感觉腰酸，全身无力，即去县康复中心推拿数次，症状未见好转。2 月 3 日患者出现剧烈腹痛而就诊。实验室检查：Hb 82 g/L，ALT 77 U/L，AST 109 U/L，尿铅 3.22 mg/L，δ-ALA 16.9 mg/L，CP（＋）。诊断为慢性铅中毒（中度），铅中毒性腹绞痛，铅中毒性贫血。

问题讨论

（3）慢性中度铅中毒的诊断依据是什么？

（4）常用的慢性铅中毒的解毒剂和作用机制是什么？用药时应注意哪些事项？

（5）除解毒治疗外，还应给予哪些辅助治疗？

（6）对患者的工作场所应进行哪些职业病危害调查？

（三）资料 3

该锡箔厂于 2003 年建成，生产锡箔纸，年产量为 1.5 万～1.8 万捆，日熔铅量 2 000 kg。工艺流程：熔铅→烘干→上粉→分切→抛光→包装。存在的职业病危害因素主要为铅烟、铅尘、高温。用土灶熔铅，仅用 1 台家用吸油烟机吸尘，其余工序无机械通风措施，职工无个人防护。生产车间内摆放有饮水机 1 台，职工茶杯或一次性塑料杯放置于工作台上，工人在车间内饮水，下班后不淋浴回家。

问题讨论

（7）该工作场所中存在哪些问题？应怎样改进？

（8）应该怎样进行慢性铅中毒的三级预防？

案 例 四

（一）资料 1

某天平厂一名女保管员于某日上午 8 点半进入地下仓库取物，10 多分钟后有人发现她昏倒在地，不省人事。被救出仓库后，立即送医院抢救。入院时为 9 点半左右，患者当时呼吸浅表、频数，脉微弱，口唇鲜红。随从人员介绍库内存有机油、煤油、烯料和氢氧化钠等。医院按急性苯中毒抢救，见效不大，1 h 后医院打电话报告所在区疾控中心劳动卫生科。

问题讨论

（1）根据患者入院的临床表现及工厂所介绍的生产环境，你的初步诊断是什么？

（2）仓库内储存物品的种类很多，现场环境不了解，不能肯定为哪种病时，应采取什么措施？

（3）如是急性职业中毒，报告的要求是什么？不重视职业中毒的后果如何？

（二）资料2

区疾控中心劳动卫生科接到电话报告后，立即由两位医师带着测苯的快速检气管去该厂进行调查。该地下仓库在一间办公室下面，室内地板有一个盖有木板的 1.5 m² 左右的入口，直立一木梯供人上下之用，地下仓库的面积约为 8 m²、高 2 m，地面为泥土地，比较潮湿，无任何通风措施。地下仓库内除有煤油、烯料味外，还有明显苦杏仁味。仓库内有成桶的机油、煤油、烯料及两箱白色结晶物，木箱未加盖，箱内结晶物已潮解。经测定苯浓度仅为痕迹量。因仓库内苦杏仁味重，考虑该白色结晶物是氰化物，经与工厂生产管理人员核对，证实该白色结晶物是热处理用的氰化物，而不是氢氧化钠。根据调查结果，基本肯定该患者为氰化物中毒。通知工厂封锁现场，该办公室不能进入，防止继续发生中毒。进入地下仓库背出患者的两位工人虽然当时尚无明显症状，但也进行了医学观察。疾控中心医师立即通知医院按氰化物中毒抢救，并同时电话报告市疾控中心及市、区人力资源和社会保障局。

问题讨论

（4）为什么必须进行中毒现场调查？工厂反映的情况为什么必须经过核实？

（5）现场调查后判断为氰化物中毒，根据是否充分？应怎么办？

（6）根据现场调查结果，你认为该厂在此次事故中存在哪些问题？应建立哪些制度？

（三）资料3

医院得知是氰化物中毒后，因无解毒药品，速派人去有职业病科的医院要求支援解毒药。中午 12 点才开始用解毒药。下午 1 点许患者出现强直性痉挛，每 3~5 min 1 次。肺部有少许湿啰音，2 点半血压、呼吸较平稳，4 点输血 400 mL，晚 10 点半肺水肿明显，经各种抢救治疗无效，于 4 月 17 日清晨 5 点死亡。

问题讨论

（7）请简述有关氰化物中毒的机制，急性重症氰化物中毒临床表现及抢救工作的关键。

（四）资料4

发生事故当天下午，疾控中心医师佩戴防毒口罩进入地下仓库采集空气样品，用氰化物检气管进行鉴定，确定仓库内空气中氰化物质量浓度已超过 0.1 mg/L（检查管最高刻度为 0.1 mg/L），超过国家标准（≤0.000 3 mg/L）332 倍以上。发生事故前，地下仓库曾关闭 3 d 无人入内，此次事故后关闭 5 d，市人力资源和社会保障局请矿山救护队来协助现场测定和处理。救护队人员面戴氧气呼吸器进入地下仓库协助安放采样吸收管和小白鼠，小白鼠入库后立即死亡，地下仓库空气内氰化物质量浓度为 6.577 mg/L，超过国家标准 21 922 倍。采样后将木箱内的氰化钠和氰化钾分别装入磨口大玻璃瓶内，在仓库内喷洒漂白粉和过锰酸钾进行处理。由于仓库无法通风，不能保证工作人员的安全，因此要求工厂停用该仓库。

问题讨论

（8）指出造成此次中毒死亡事故的主要原因及经验教训。

实习七　统计表与统计图

一、目的要求

（1）掌握统计表的制表原则和基本要求。

（2）掌握制作统计图的基本要求和常用统计图的适用条件。

二、解题思路

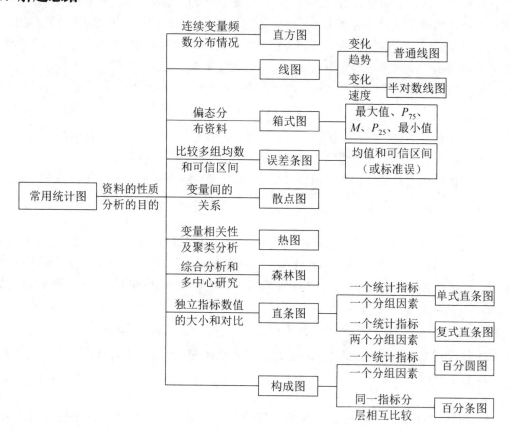

三、实习内容

（一）绘制统计表的基本要求和规则

1. 定义

统计表是指把分析的事物与分析指标间的关系用表格表达出来的形式。

2. 作用

用表格列出统计资料，代替冗长的文字叙述，使其条理化，便于理解和分析。

3. 制表原则

层次清楚、结构简单、数据准确、便于分析和对比。

4. 统计表的结构

统计表由标题、标目、线条和数据构成。

5. 制表的基本要求

（1）标题：标于表的正上方，简明扼要说明内容，并注明时间、地点。

（2）标目：包括横、纵标目。横标目为主语，表示被研究对象，置于表的左侧；纵标目为谓语，表示被研究对象的各统计指标，置于表的右上方。

（3）线条：力求简洁，除顶线、底线、纵标目下线、合计上线外，其余线条均可省略。

（4）数据：一律用阿拉伯数字，同一栏内数值位置与小数点位置要上下对齐。表内不应有空格，为"0"者记"0"，资料暂缺或未记录用"…"表示，无数字用"—"表示。

6. 统计表的种类

（1）简单表：只按一个特征或标志分组的统计表。

（2）组合表：按两个以上特征或标志相联系而分组的统计表。

7. 统计表的 SPSS 软件实现

由于 SPSS 软件绘制统计分析表并无优势，故建议直接在 Word 中进行即可。

（二）制作统计图的基本要求和规则

1. 定义

统计图以点、线、面等各种几何图形将统计数据形象化，给人直观的印象。

2. 制图的基本要求

（1）标题：简明扼要地说明内容，注明时间、地点，放在图的正下方。

（2）标目：横、纵标目要明确，注明单位。

（3）尺度的标法：横轴从左到右，一般由小到大，纵轴自下而上，纵轴尺度一般须从"0"开始。

（4）图形除百分圆图外，长宽的比例一般以 7∶5 或 5∶7 为宜。

（5）不同的事物可采用不同的线条或颜色表示，同时加以图例说明，图例一般放在图内右上角空隙处，也可放在图下方适当位置。

3. 常用统计图及其应用

（1）直条图：以等宽直条的高低表示相互独立指标之间的对比关系。

（2）百分条图：以等宽直条等分为 100 等份表示相应的构成比。

（3）百分圆图（简称圆图或饼图）：以 360°圆心角等分为 100 等份表示相应的构成比。

（4）普通线图：以线段的升降表示某事物（现象）变化的趋势，用于连续性资料。

（5）半对数线图：以线段的升降表示某事物（现象）发展变化的速度。

（6）直方图：以不同长度的矩形面积表示连续数据的频数分布。

（7）散点图：以点的密集程度和趋势表示两事物的相关关系和变量分布。

4. 常用统计图的 SPSS 软件实现

例 7-1 某医师进行了冠心病病例组与对照组研究，选择病例和对照各 30 名，调查了病例组和对照组的基线资料，见表 7-1。

表 7-1 冠心病病例组与对照组研究基线数据

分组	编号	姓名	年龄/岁	性别	收缩压/mmHg	舒张压/mmHg	体重/kg	身高/cm	血糖/(mmol/L)	血脂/(mmol/L)	血型
0	1	段凤叶	51	女	100	60	46	152	5.0	5.4	B
0	2	詹 成	51	男	170	120	80	176	4.9	4.8	B
0	3	蔡培云	52	男	120	80	65	168	4.0	7.0	B
0	4	柳萍志	54	女	130	90	66	164	4.6	4.5	B
0	5	张春梅	60	女	120	70	69	164	6.2	4.9	B
0	6	章诗启	61	男	110	70	50	162	2.7	4.7	B
0	7	黄金宝	65	男	120	80	69	164	4.5	4.4	B
0	8	宋怀昌	65	男	130	70	71	164	4.8	3.8	B
0	9	李长生	68	男	150	110	67	156	3.3	3.8	B
0	10	张正顺	73	男	164	92	82	177	4.9	3.5	B
0	11	刘国伦	72	男	146	76	58	158	4.1	6.1	A
0	12	闻大伟	50	女	110	70	50	148	5.2	4.7	A
0	13	谭清泉	54	男	140	90	65	167	4.0	4.9	A
0	14	李 林	53	男	110	70	82	171	6.0	3.5	A
0	15	曾德华	57	男	150	90	84	168	5.9	4.1	B
0	16	何培生	52	男	120	80	71	165	4.4	4.1	B
0	17	马旺民	57	男	136	84	79	169	4.7	4.4	B
0	18	翁有才	63	男	160	90	69	167	4.9	4.3	A
0	19	邹家园	64	女	140	90	66	150	3.3	4.7	B
0	20	杨昌明	61	男	190	100	74	179	5.6	4.3	A
0	21	陶芬芳	50	女	120	80	59	160	4.4	5.0	AB
0	22	邓长青	70	男	110	70	58	164	4.9	5.5	A
0	23	聂能才	63	男	150	94	75	165	4.5	8.5	A
0	24	张德家	56	男	110	70	57	167	3.9	5.5	O
0	25	段丽芳	67	女	120	60	64	155	5.1	6.5	O
0	26	颜国举	63	男	158	98	65	169	4.9	7.5	O
0	27	朱茂才	56	男	100	68	54	169	4.3	5.5	O
0	28	谢长宝	60	男	130	86	54	157	4.2	6.5	O
0	29	王爱玲	62	女	150	90	57	152	6.8	5.5	O
0	30	王 军	69	男	180	120	73	171	5.6	6.5	O
1	31	徐文玉	52	女	170	100	67	165	5.5	5.5	A
1	32	钟 琴	56	女	151	65	69	150	2.7	8.5	A

分组	编号	姓名	年龄/岁	性别	收缩压/mmHg	舒张压/mmHg	体重/kg	身高/cm	血糖/(mmol/L)	血脂/(mmol/L)	血型
1	33	马中汉	56	男	120	80	74	172	7.7	4.5	AB
1	34	夏少杰	61	男	110	70	63	168	7.8	6.5	A
1	35	徐少华	63	男	130	80	50	164	6.6	5.5	A
1	36	龚必信	63	男	140	100	70	170	6.8	5.5	A
1	37	胡清明	64	男	130	80	67	167	6.1	6.5	A
1	38	余平安	65	男	110	78	56	169	7.2	5.5	A
1	39	李德兴	67	男	160	80	48	160	6.8	5.5	B
1	40	张兰桥	67	男	90	70	68	171	4.5	4.5	B
1	41	陈平	69	男	150	95	77	161	6.0	4.5	B
1	42	段爱武	70	男	160	100	70	170	6.5	6.5	B
1	43	陈永金	70	男	140	90	75	173	5.7	4.5	B
1	44	张建国	38	男	110	60	79	174	5.9	3.5	B
1	45	陈明	47	男	150	100	63	176	6.4	4.9	B
1	46	陈家红	65	男	140	90	68	172	6.6	3.8	AB
1	47	雷小桃	71	女	160	100	78	162	7.5	5.9	A
1	48	张佳妮	52	女	140	90	57	156	5.9	4.6	A
1	49	刘宝香	62	女	110	66	72	161	6.4	7.8	A
1	50	林红梅	71	女	160	80	60	150	4.5	4.6	A
1	51	黄林	59	男	90	60	70	168	7.8	4.9	O
1	52	王寿金	67	男	120	75	74	175	7.3	4.3	O
1	53	王福星	68	女	103	68	56	158	9.9	8.0	O
1	54	林汉桥	45	男	110	70	77	167	6.3	7.0	O
1	55	胡文学	57	男	140	90	62	182	4.5	7.0	O
1	56	涂和品	63	男	130	82	70	174	8.4	8.0	O
1	57	杨世秀	64	女	120	70	56	156	5.5	8.0	O
1	58	宋英武	68	男	90	60	75	165	6.4	4.5	O
1	59	胡志明	50	男	110	80	66	175	5.4	7.0	O
1	60	余得利	62	男	146	90	75	174	22.1	5.5	O

注：分组栏 0 代表对照组，1 代表病例组

问题讨论

（1）冠心病病例组与对照组资料中有几种资料类型？

（2）如何用统计图描述年龄、性别、收缩压、舒张压、体重、身高、血糖、血脂及血型？

分析

此例资料中性别、血型属于定性变量，其中性别是二分类变量，可做直条图或百分圆图；血型是无序多分类变量，可做直条图、百分条图或百分圆图；年龄、收缩压、舒张压、体重、身高、血糖、血脂属于定量变量，可做直方图、误差条图、箱式图、线图；要分析

身高和体重之间有无相关关系可考虑做散点图。

操作步骤

先将表 7-1 数据录入 SPSS 软件建立一个数据文件"冠心病病例组与对照组研究基线数据.sav"，并打开。

（1）直条图适用于计数资料。

单击命令"Graphs"→"Legacy Dialogs"→"Bar"，如图 7-1 所示，弹出 Bar Charts 对话框。

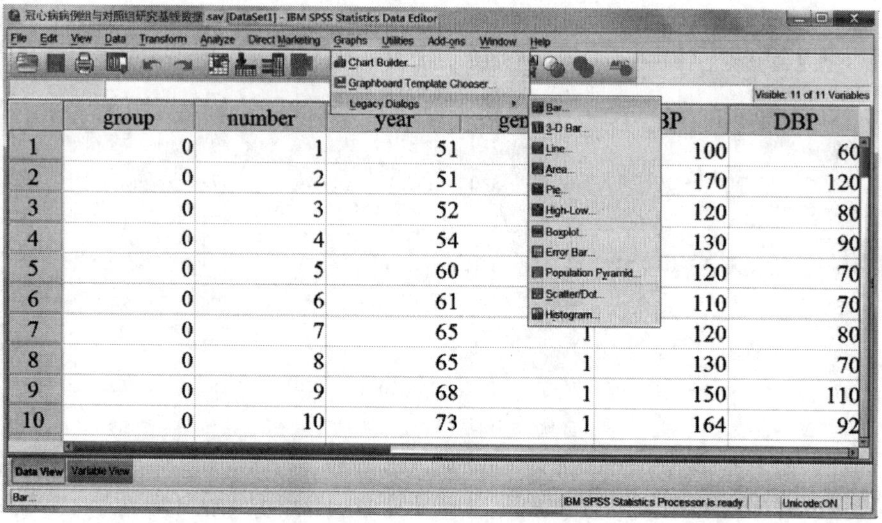

图 7-1　打开 Bar Charts 路径

Simple 表示简单直条图，又称单式直条图；Clustered 表示直条横向并列的复式直条图，又称分组直条图；Stacked 表示直条上下排列的复式直条图，又称分段直条图，如图 7-2 所示。

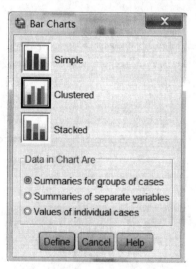

图 7-2　直条图 Bar Charts 对话框

以血型为例绘制分组直条图：

选中"Clustered"，单击"Define"，弹出 Define Clustered Bar：Summaries for Groups of Cases 对话框，如图 7-3 所示。

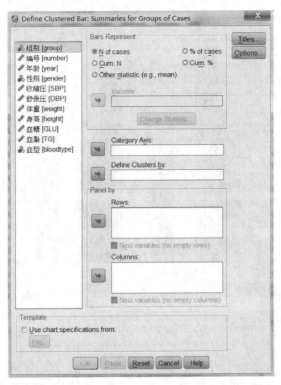

图 7-3　分组直条图 Define Clustered Bar：Summaries for Groups of Cases 对话框

将"组别[group]"选入"Category Axis"，"血型[bloodtype]"选入"Define Clusters by"，然后单击"OK"，即可得到如图 7-4 所示结果。

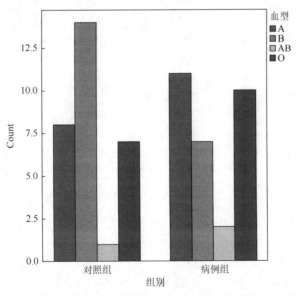

图 7-4　病例组与对照组不同血型人群人数比较分组直条图（编辑前）

这个结果还有需要进行编辑的地方，比如右上角的"血型"可以去掉，左侧的"Count"改为"人数"。在输出结果的 Output 窗口双击需要编辑的图形，弹出 Chart Editor 窗口，然后选中"Count"改为"人数"，选中"组别"删除，然后单击空白处，则得到编辑后的图形，如图 7-5 所示。这个结果便于观察病例组与对照组不同血型之间的差异。

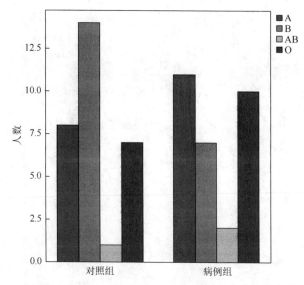

图 7-5　病例组与对照组不同血型人群人数比较分组直条图（编辑后）

以血型为例绘制分段直条图：

选中"Stacked"，单击"Define"，弹出 Define Stacked Bar：Summaries for Groups of Cases 对话框，将"组别[group]"选入"Category Axis"，"血型[bloodtype]"选入"Define Stacks by"，如图 7-6 所示。然后单击"OK"，即可得到如图 7-7 所示结果。进一步编辑请参考图 7-5。

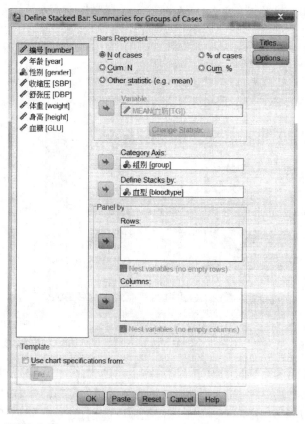

图 7-6　分段直条图 Define Stacked Bar：Summaries for Groups of Cases 对话框

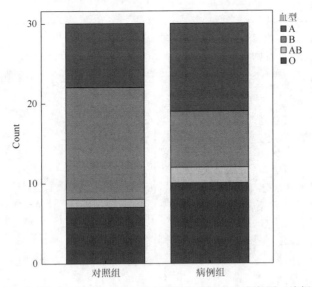

图 7-7　病例组与对照组不同血型人群人数比较分段直条图（编辑前）

如果分别绘制病例组和对照组血型的直条图则为简单直条图：

首先按照实习九例 9-3 中图 9-11、图 9-12 的方法通过 Split File 将病例组与对照组数据分开。

打开 Bar Charts 对话框，如图 7-1 所示。选中"Simple"，单击"Define"，弹出 Define Simple Bar：Summaries for Groups of Cases 对话框，将"血型[bloodtype]"选入"Category Axis"，如图 7-8 所示。然后单击"OK"，即可得到如图 7-9、图 7-10 所示结果。进一步编辑请参考图 7-5。

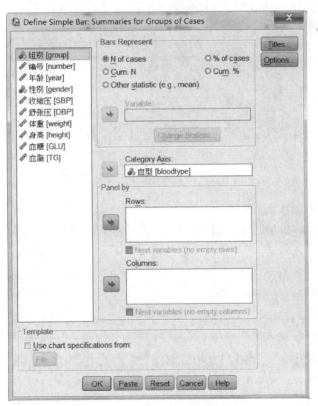

图 7-8　单式直条图 Define Simple Bar：Summaries for Groups of Cases 对话框

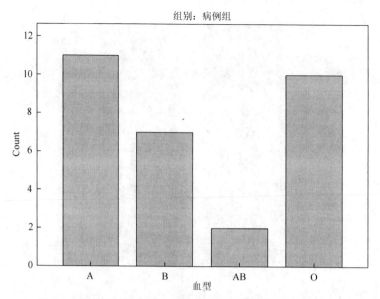

图 7-9　病例组不同血型人群人数比较简单直条图（编辑前）

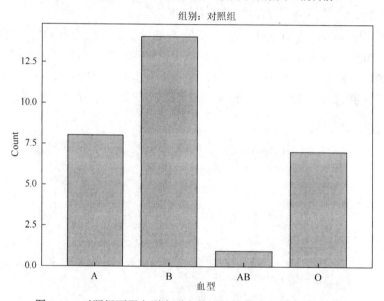

图 7-10　对照组不同血型人群人数比较简单直条图（编辑前）

（2）误差直条图适用于计量资料。

以例 7-1 中病例组与对照组不同性别体重为例绘制误差直条图：

1）单击命令"Graphs"→"Legacy Dialogs"→"Bar"，弹出 Bar Charts 对话框，如图 7-2 所示。选中"Clustered"，单击"Define"，弹出 Define Clustered Bar：Summaries for Groups of Cases 对话框，如图 7-3 所示。

2）选中"Other statistic"，将变量"体重[weight]"选入"Variable"下方的矩形框中，将变量"性别[gender]"选入"Category Axis"，将变量"组别[group]"选入"Define Clusters by"，然后点击"Options"，弹出 Options 对话框，勾选"Display error bars"，如图 7-11 所示。依次单击"Continue""OK"，即可得到如图 7-12 所示结果。

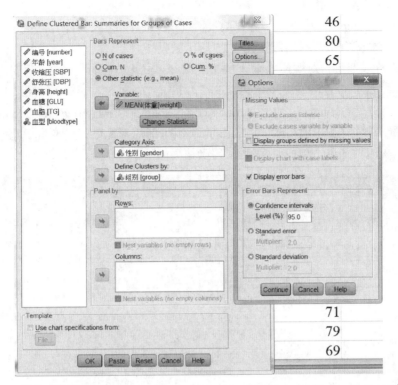

图 7-11　误差直条图 Define Clustered Bar：Summaries for Groups of Cases、Options 对话框

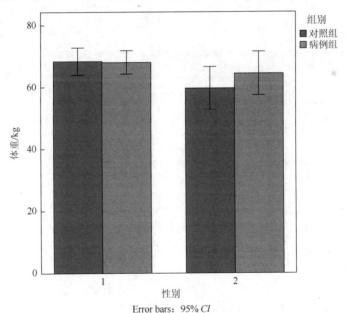

图 7-12　病例组与对照组不同体重均数比较分组直条图（编辑前）

（3）箱式图适用于偏态分布的计量资料。

以例 7-1 中病例组与对照组不同性别收缩压为例绘制箱式图（复式箱式图）：

单击命令"Graphs"→"Legacy Dialogs"→"Boxplot"，弹出 Boxplot 对话框，如图 7-13 所示。选中"Clustered"，单击"Define"，弹出 Define Clustered Boxplot: Summaries for Groups of Cases 对话框，将变量"收缩压[SBP]"选入"Variable"下方的矩形框中，将变量"组别

[group]"选入"Category Axis"，将变量"性别[gender]"选入"Define Clusters by"，如图 7-14 所示。单击"OK"，得到如图 7-15 所示结果。

如果只分析病例组与对照组收缩压的箱式图（单式箱式图），上述过程变为：单击命令"Graphs"→"Legacy Dialogs"→"Boxplot"，弹出 Boxplot 对话框，如图 7-13 所示。选中"Simple"，单击"Define"，弹出 Define Simple Boxplot：Summaries for Groups of Cases 对话框，将变量"收缩压[SBP]"选入"Variable"下方的矩形框中，将变量"组别[group]"选入"Category Axis"即可。单击"OK"，得到结果如图 7-16 所示结果。

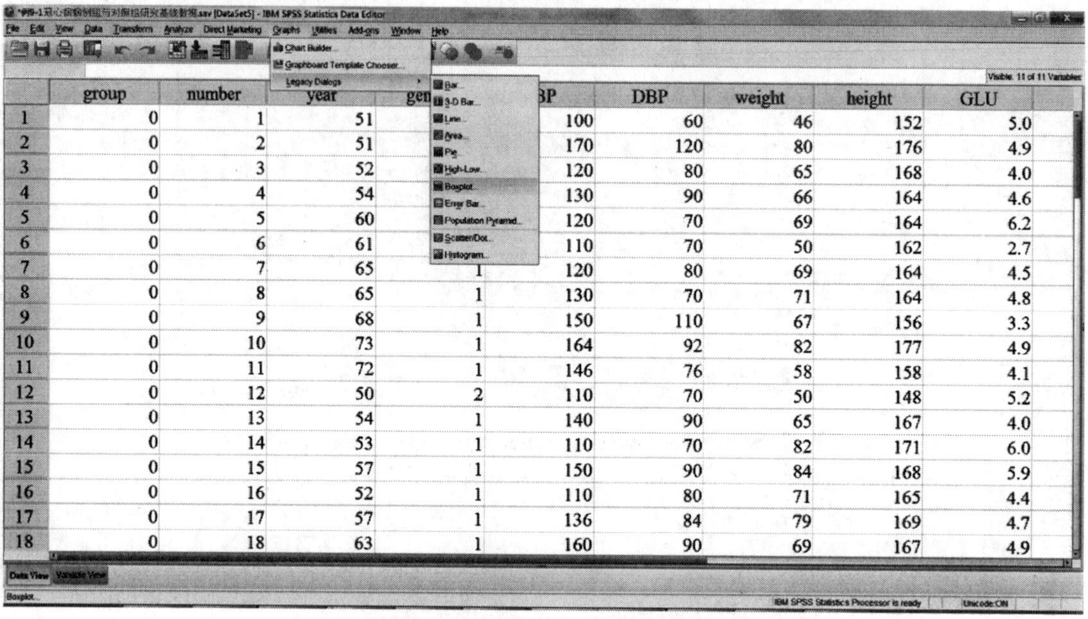

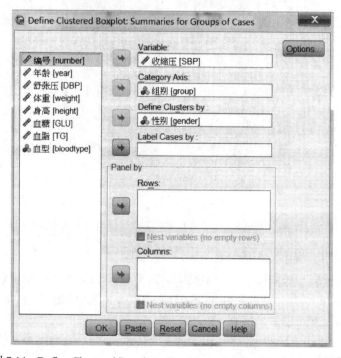

图 7-13 打开 Boxplot 的路径

图 7-14 Define Clustered Boxplot：Summaries for Groups of Cases 对话框

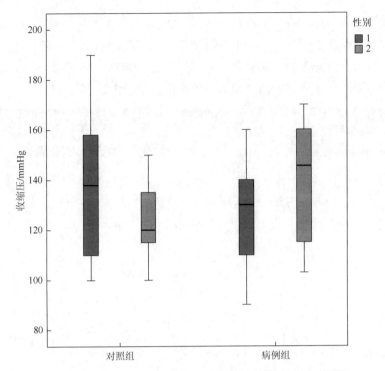

图 7-15　病例组与对照组不同性别收缩压比较箱式图（编辑前）

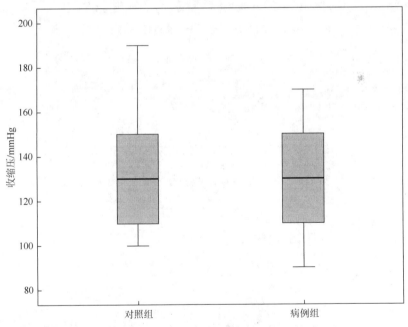

图 7-16　病例组与对照组收缩压比较箱式图（编辑前）

（4）百分圆图（饼图）适用于计数资料（构成比）。

以例 7-1 中病例组、对照组性别构成为例分别绘制百分圆图：

首先按照实习九例 9-3 中图 9-11、图 9-12 的方法通过 Split File 将病例组与对照组数据分开。

单击命令"Graphs"→"Legacy Dialogs"→"Pie"，如图 7-17 所示，弹出 Pie Charts 对话框，单击"Define"，弹出 Define Pie：Summaries for Groups of Cases 对话框，选中"% of cases", 将变量 "血型[bloodtype]" 选入 "Define Slices by" 下方的矩形框中, 如图 7-18 所示。

单击 "OK", 得到如图 7-19 所示结果 [限于篇幅, 只展示其中一组 (对照组) 的结果]。双击结果图形, 弹出 Chart Editor 对话框, 点击图形左上角第二个图标 (Show Data Labels), 如图 7-20 所示, 给结果图形的各部分加上百分比值, 如图 7-21 所示。

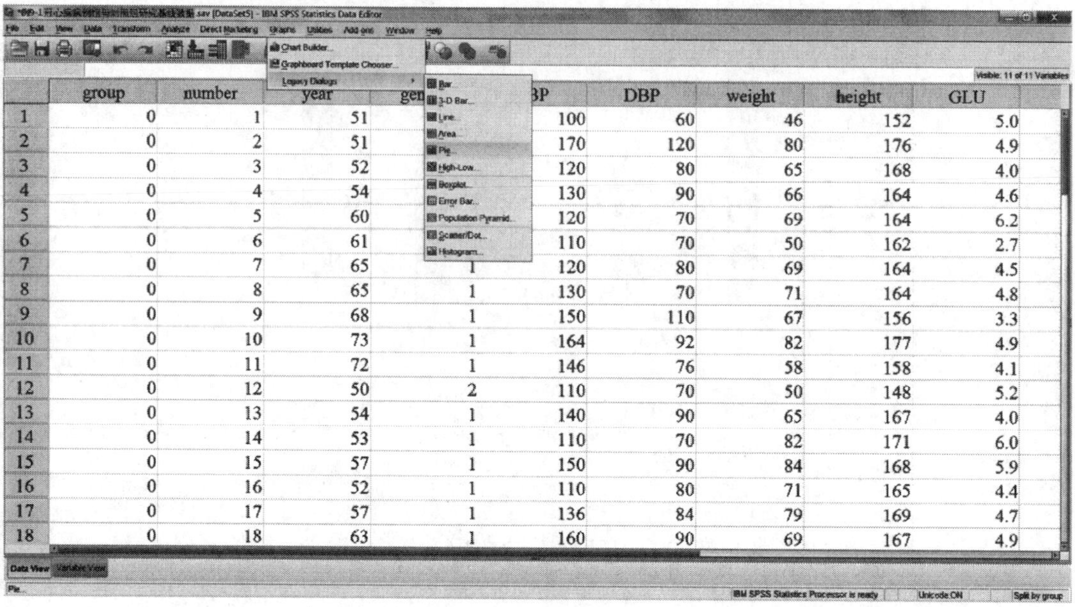

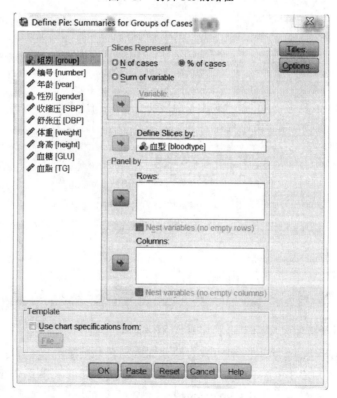

图 7-17 打开 Pie 的路径

图 7-18 Define Pie: Summaries for Groups of Cases 对话框

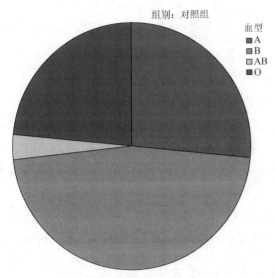

图 7-19　对照组血型构成百分圆图（编辑前）

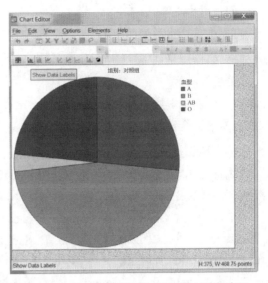

图 7-20　对照组血型构成百分圆图（编辑中）

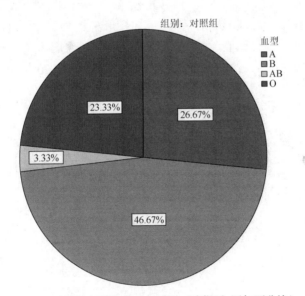

图 7-21　对照组血型构成百分圆图（编辑后-添加百分比）

（5）百分条图适用于计数资料（构成比）。

例 7-2　某医院 2010 年和 2020 年门诊患者 5 种疾病死亡构成比资料见表 7-2。

表 7-2　某医院 2010 年和 2020 年门诊患者 5 种疾病死亡构成比　　　　　（单位：%）

疾病类型	2010 年	2020 年
呼吸系统	25.86	29.85
消化系统	30.14	24.16
循环系统	20.25	18.24
血液系统	11.05	10.37
内分泌系统	12.70	17.38
合计	100.00	100.00

问题讨论

1）这是什么类型的资料？

2）应选用哪种统计图描述该资料？

分析

1）此例资料属于计数资料（构成比）。

2）最适合选用百分条图来描述该资料。

操作步骤

先将表 7-2 数据录入 SPSS 软件建立一个数据文件"某医院 2010 年和 2020 年门诊患者 5 种疾病死亡构成比.sav"，并打开。

单击命令"Graphs"→"Legacy Dialogs"→"Bar"，弹出 Bar Charts 对话框，选中"Stacked"，单击"Define"，弹出 Define Stacked Bar: Summaries for Groups of Cases 对话框，选中"Other statistic"，将变量"构成比[x]"选入"Variable"下方的矩形框中，将变量"年份[year]"选入"Category Axis"，将变量"疾病类型[stype]"选入"Define Stacks by"，如图 7-22 所示。单击"OK"，得到如图 7-23 所示结果。

双击结果图形，弹出 Chart Editor 对话框，点击图形左上角第二个图标（Show Data Labels），给结果图形的各部分加上百分比值，再点击右上角倒数第二个图标（Transpose chart coordinate system），双击相关位置将"1"改成"2010 年"、"2"改成"2020 年"，疾病类型"1""2""3""4""5"依次改为"呼吸系统""消化系统""循环系统""血液系统""内分泌系统"，如图 7-24 所示。

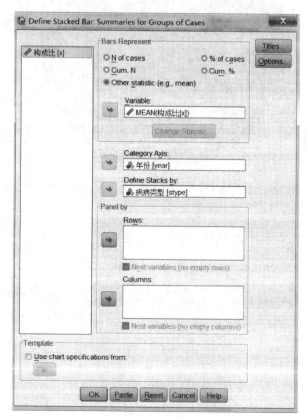

图 7-22　Define Stacked Bar：Summaries for Groups of Cases 对话框

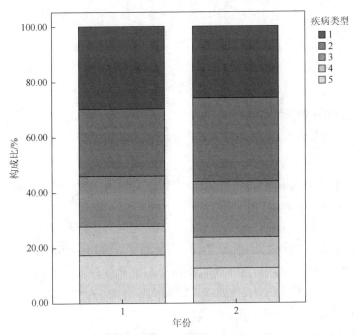

图 7-23　某医院 2010 年和 2020 年门诊患者 5 种疾病死亡构成比百分条图（编辑前）

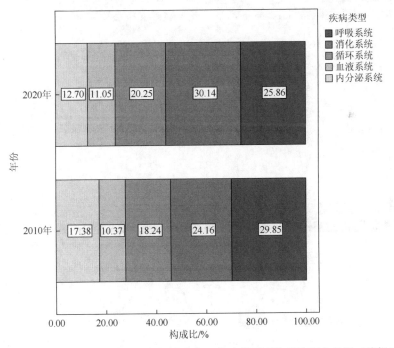

图 7-24　某医院 2010 年和 2020 年门诊患者 5 种疾病死亡构成比百分条图（编辑后）

（6）线图又称普通线图。适用于描述一个变量随另一个变量变化趋势的连续性资料。

例 7-3　某学者调查了某省 1996～2005 年 5 岁以下儿童死亡率。2005 年 5 岁以下儿童死亡率为 8.43‰，与世界发达国家水平接近。请用统计图描述儿童死亡率的变动趋势。

表 7-3　某省 1996～2005 年 5 岁以下儿童死亡率　　　　　　　（单位：‰）

1996 年	1997 年	1998 年	1999 年	2000 年	2001 年	2002 年	2003 年	2004 年	2005 年
16.32	16.10	15.28	13.99	12.66	11.40	10.21	10.36	9.27	8.43

问题讨论

1）该资料属于什么类型的资料？

2）可选择哪种图形进行描述？

分析

1）该资料属于连续性资料。

2）可选择普通线图进行描述。

操作步骤

1）先将表 7-3 数据录入 SPSS 软件建立一个数据文件"某省 1996~2005 年 5 岁以下儿童死亡率.sav"，并打开。

2）单击命令"Graphs"→"Legacy Dialogs"→"Line"，如图 7-25 所示，弹出 Line Charts 对话框，选中"Simple"，如图 7-26 所示，单击"Define"，弹出 Define Simple Line: Summaries for Groups of Cases 对话框，选中"Other statistic"，将变量"死亡率[x]"选入"Variable"下方的矩形框中，将变量"年份[year]"选入"Category Axis"，如图 7-27 所示。

单击"OK"，得到如图 7-28 所示结果。

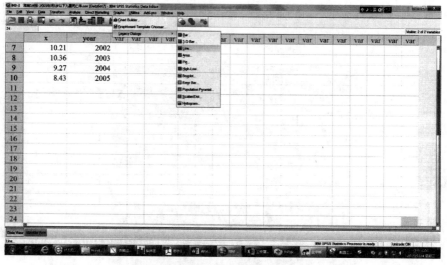

图 7-25　打开 Line 的路径

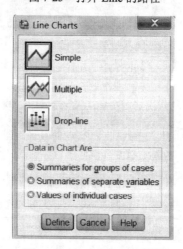

图 7-26　Line Charts 对话框

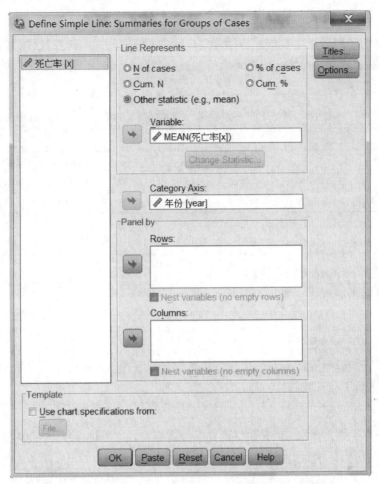

图 7-27　Define Simple Line：Summaries for Groups of Cases 对话框

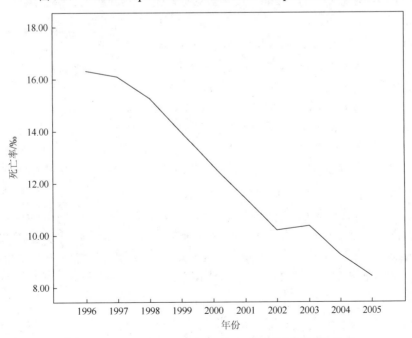

图 7-28　某省 1996～2005 年 5 岁以下儿童死亡率变化趋势

（7）半对数线图适用于描述不同指标或相同指标不同组别的变化速度的比较。

例 7-4 淋病和梅毒是主要的性传播疾病。目前淋病的发病率排在性传播疾病之首，梅毒发病率也迅速攀升。表 7-4 是上述两种疾病的发病率资料，试用统计图表达两类疾病随时间变化而变化的趋势和速度。

表 7-4 某地 1997～2004 年淋病和梅毒发病率   （单位：1/10 万）

发病率	年份							
	1997	1998	1999	2000	2001	2002	2003	2004
淋病	16.07	24.10	35.21	17.29	10.84	10.09	10.77	14.82
梅毒	0.11	0.57	2.14	2.50	1.84	4.07	3.89	6.48

问题讨论

1）该资料属于什么类型的资料？

2）可选择哪种图形描述？

分析

1）该资料属于连续性资料。

2）描述淋病和梅毒发病率的变化趋势可选择普通线图，但是由于二者相差悬殊，描述其变化速度最好选择半对数线图。

操作步骤

1）先将表 7-4 数据录入 SPSS 软件建立一个数据文件"某地 1997～2004 年淋病和梅毒发病率.sav"，并打开。

2）单击命令"Graphs"→"Legacy Dialogs"→"Line"，如图 7-25 所示，弹出 Line Charts 对话框，选中"Multiple"，如图 7-29 所示，单击"Define"，弹出 Define Multiple Line：Summaries for Groups of Cases 对话框，选中"Other statistic"，将变量"发病率[x]"选入"Variable"下方的矩形框中，将变量"年份[year]"选入"Category Axis"，将变量"疾病类型[stype]"选入"Define Lines by"，如图 7-30 所示。

单击"OK"，得到如图 7-31 所示结果。

双击结果图，弹出 Chart Editor 对话框，进一步双击纵坐标，弹出 Properties 对话框，激活点击上方的"Scale"，点击在转换出来的界面中间 Scale 下方的"Linear"所在矩形框右侧的下拉菜单，将"Linear"改为"logarithmic"，依次点击下方"Apply""Close"，即可将普通线图转换为半对数线图，如图 7-32 所示。

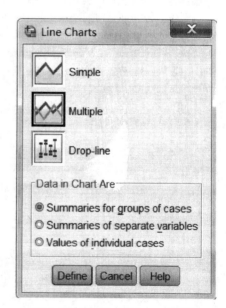

图 7-29　打开 Line Charts 对话框

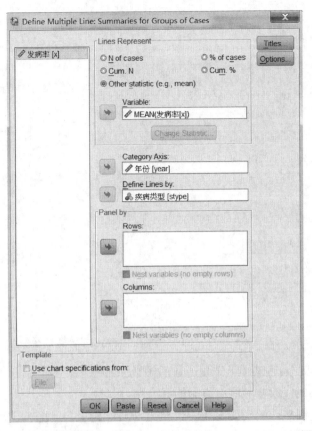

图 7-30　Define Multiple Line：Summaries for Groups of Cases 对话框

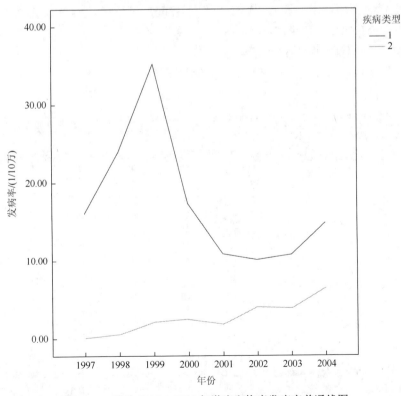

图 7-31　某地 1997～2004 年淋病和梅毒发病率普通线图

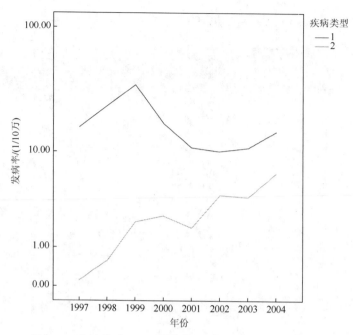

图 7-32　某地 1997～2004 年淋病和梅毒发病率半对数线图

（8）直方图适用于描述连续性定量变量的频数分布。

以例 7-1 数据为例，绘制对照组血脂的直方图。

首先按照实习九例 9-3 中图 9-11、图 9-12 的方法通过 Split File 将病例组与对照组数据分开。

单击命令"Graphs"→"Legacy Dialogs"→"Histogram"，如图 7-33 所示，弹出 Histogram 对话框，将变量"血脂[TG]"选入"Variable"下方的矩形框中，同时勾选"Display normal curve"（带正态分布曲线），如图 7-34 所示。

单击"OK"，得到如图 7-35 所示结果。

（9）散点图适用于描述两个有直线趋势的变量关系。

参见实习十四。

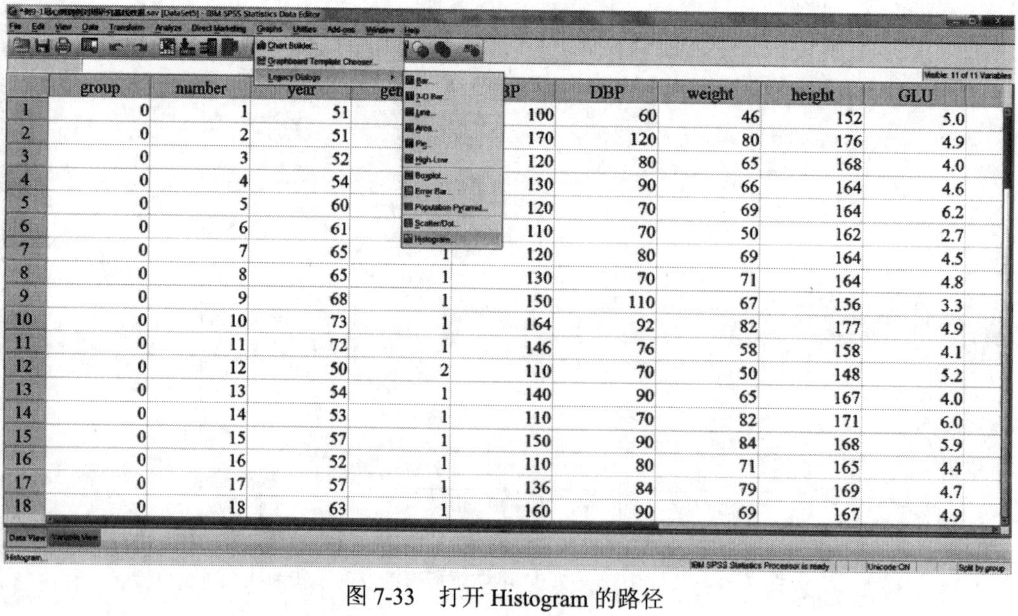

图 7-33　打开 Histogram 的路径

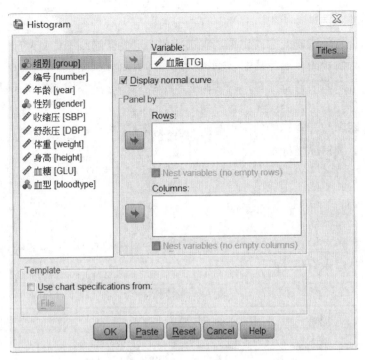

图 7-34　Histogram 对话框

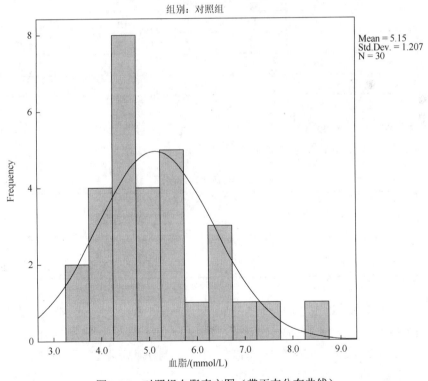

图 7-35　对照组血脂直方图（带正态分布曲线）

四、思考与判断

（1）观察儿童智力与家庭收入的关系，宜选择的图形为散点图。（　　　）

（2）观察意外死亡在不同年份的变化趋势，宜选择的图形为直条图。（　　　）

（3）观察甲型肝炎患者的年龄分布，宜选择的图形为直方图。（　　）

（4）观察各种死因造成死亡的比重，宜选择的图形为普通线图。（　　）

（5）比较不同性别高血压患病率，宜选择的图形为百分圆图。（　　）

（6）利用一次横断面调查资料，描述职业和肝炎患病率关系应该用直条图。（　　）

（7）连续性资料宜用百分圆图或百分条图。（　　）

（8）对统计图和统计表标题的要求是两者标题都在下方。（　　）

（9）所有统计图的纵坐标都必须从零点开始。（　　）

（10）统计分析表有简单表和复合表两种，复合表指主词分成两个或两个以上标志。（　　）

五、练习题

（1）某地调查脾大和疟疾临床分型的关系、程度与血片查疟原虫结果见表 7-5，此表有何缺点两错误，请列出缺点和修改后的表格。

表 7-5　调查结果

脾肿程度	血膜阴性	血膜阳性				合计		
		恶性疟		间日疟				
		例数	比例/%	例数	比例/%		例数	比例/%
脾肿者	174	28	12.6	20	9.04	222	48	21.6
脾Ⅰ	105	8	6.6	9	7.40	122	17	13.9
脾Ⅱ	51	14	20.0	5	7.10	70	19	27.1
脾Ⅲ	15	6	23.1	5	19.20	26	11	42.3
	3	0	0.0	1	25.00	4	1	25.0

（2）在某项治疗膀胱癌的研究中，细胞增殖抑制率 [（1–实验组 A 值）/对照组 A 值×100%] 数据见表 7-6：试依据以下数据绘制合适的统计图。（注：A 值为上述研究中某实验指标）

表 7-6　细胞增殖抑制率

分组	细胞增殖抑制率/%			
	第 1 天	第 3 天	第 5 天	第 7 天
实验组	133	123	54	140
对照组	100	98	162	250

（3）1998 年国家第二次卫生服务调查资料显示，城市妇女分娩地点分布为医院 63.84%，妇幼保健机构 20.76%，卫生院 7.63%，其他 7.77%；农村妇女相应为医院 20.38%，妇幼保健机构 4.66%，卫生院 16.38%，其他 58.58%。试用合适的统计图表达上述资料。

（4）试根据表 7-7 资料绘制适当统计图形。

表 7-7　某地 1975 年 839 例正常人发汞值分布数量

0 μg/g~	0.2 μg/g~	0.4 μg/g~	0.6 μg/g~	0.8 μg/g~	1.0 μg/g~	1.2 μg/g~	1.4 μg/g~	1.6~2.2 μg/g	合计
133	193	190	111	83	34	43	16	36	839

（5）根据表 7-8 分别绘制普通线图和半对数线图，并说明两种统计图的意义。

表 7-8　某地某年食管癌不同年龄、性别的发病率　　　　（单位：1/10 万）

年龄/岁	男性	女性
40～	4.4	2.1
45～	7.2	3.3
50～	7.3	4.5
55～	6.9	5.5
60～	19.3	6.7
65～	50.2	16.4
70～	68.5	12.5
75～	86.2	19.9
80～	97.0	15.2

实习八　计量资料的统计描述

一、目的要求

（1）了解计量资料的频数分布表的编制方法和分布规律。

（2）掌握描述计量资料集中趋势和离散趋势常用指标的意义、计算方法和适用范围。

（3）掌握正态分布的概念和特征，标准正态分布的概念和标准化变换，正态分布的应用。

二、解题思路

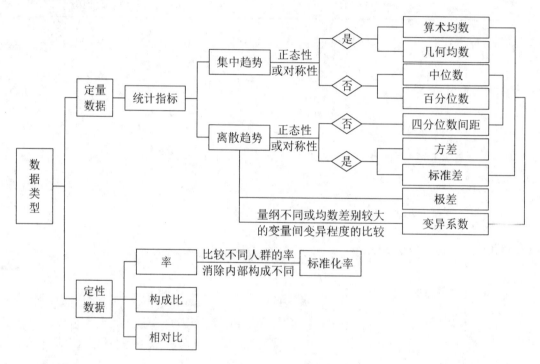

三、实习内容

1. 频数与频数分布

频数表编制步骤如下。

（1）找全距（或极差）：所得资料变量值的最大值与最小值之差。

（2）定组距和组数：一般分为 8～15 组，组距（i）= 全距（R）/组数（k）。

（3）写组段：第一组段应包括资料的最小值，最后一个组段应包括资料的最大值。

（4）划记：将各变量值逐个划记归入相应的组段。

2. 集中趋势的描述

平均数：算术均数、几何均数、中位数和百分位数计算及适用条件，见表 8-1。

表 8-1　计量资料集中趋势描述指标

名称	适用条件	计算方法
算术均数（$\bar{X}$）	呈正态或近似正态分布的计量资料	（1）直接法（$n<30$）：$\bar{X}=\dfrac{\sum X_i}{n}$ （2）频数表加权法：$\bar{X}=\dfrac{\sum f_i X_i}{n}$
几何均数（G）	变量值的变化呈倍数关系，特别是变量值呈对数正态分布的资料	（1）直接法：$G=\sqrt[n]{X_1 \cdot X_2 \cdot \cdots \cdot X}$ 或 $G=\lg^{-1}\left(\dfrac{\sum \lg X_i}{n}\right)$ （2）频数表加权法：$G=\lg^{-1}\left(\dfrac{\sum f_i \lg X_i}{n}\right)$
中位数（M）	不宜或不能用几何均数表示的偏态分布资料	（1）直接法： 　a. n 为奇数时，$M=X_{\frac{n+1}{2}}$ 　b. n 为偶数时，$M=\dfrac{1}{2}\left[X_{\frac{n}{2}}+X_{\left(\frac{n}{2}+1\right)}\right]$ （2）频数表加权法：$M=L+\dfrac{i}{f_m}\left(\dfrac{n}{2}-c\right)$
百分位数（P_x）	适用于任何分布类型（甚至分布类型未知的资料，要求样本含量较大，一般应用于偏态分布资料、分布不明资料或开口资料）	$P_x=L+\dfrac{i}{f_x}\left(n \cdot x\%-\sum f_L\right)$

3. 离散趋势的描述

全距、四分位数间距、方差、标准差、变异系数及适用条件，见表 8-2。

表 8-2　计量资料离散趋势描述指标

名称	适用条件	计算方法
全距（R）	一组变量值的最大值与最小值之差，常用于传染病、食物中毒的最长、最短潜伏期	$R=X_{\max}-X_{\min}$
四分位数间距（Q）	描述偏态分布资料的变异特征	$Q=Q_3-Q_1$
方差（σ^2）	反映一组数据的平均离散水平，适用于正态或近似正态分布的计量资料	$\sigma^2=\dfrac{\sum(X-\mu)^2}{N}$
标准差（σ）	适用于正态或近似正态分布的计量资料	（1）总体：$\sigma=\sqrt{\dfrac{\sum(X-\mu)^2}{N}}$ （2）样本：$S=\sqrt{\dfrac{\sum(X-\bar{X})^2}{n-1}}$ 或 $S=\sqrt{\dfrac{\sum X^2-\dfrac{(\sum X)^2}{n}}{n-1}}$ 或 $S=\sqrt{\dfrac{\sum fX^2-\dfrac{(\sum fX)^2}{\sum f}}{\sum f-1}}$
变异系数（CV）	多用于观察指标单位不同，或均数相差较大时的正态分布计量资料	$CV=\dfrac{S}{\bar{X}}\times 100\%$

4. 常用描述指标的 SPSS 软件实现

例 8-1　某地区 60 名成年男子红细胞数测定结果（单位：$10^{12}/L$）如下，请尝试计算其算术均数、几何均数、中位数、第 25、50、75 百分位数、标准差、方差、全距、最小值、最大值、95% 与 99% 可信区间，最后选择合适的指标描述其分布特征。

5.10 4.81 5.13 4.82 4.57 5.16 4.83 4.84 4.10 5.19 4.61 4.85 4.86 5.23 5.08 4.86 5.23 5.26
4.27 4.64 4.90 4.91 4.31 4.66 4.93 4.67 4.94 5.32 3.94 5.17 4.95 5.61 5.00 4.55 5.03 4.46 5.04
4.77 5.69 5.04 4.49 5.88 5.05 4.95 5.18 4.75 4.36 4.68 4.96 4.68 4.40 4.70 5.38 4.79 4.73 4.98
4.74 5.49 4.66 5.39

问题讨论

（1）这是什么类型的资料？

（2）怎么描述该类资料的分布特征？

分析

（1）该资料属于计量资料。

（2）通过集中趋势和离散趋势两方面来描述其分布特征。

（3）要通过判断其频数分布类型来选择合适的集中趋势和离散趋势指标。

操作步骤

（1）先将例 8-1 数据录入 SPSS 软件建立一个数据文件"某地区 60 名成年男子红细胞数.sav"，并打开。

（2）SPSS 软件对计量资料常用的统计描述指标的计算有多种途径。

1）Frequencies：单击"Analyze"→"Descriptive Statistics"→"Frequencies"，如图 8-1 所示。打开 Frequencies 对话框，将变量"红细胞数[x]"从左侧的源变量窗口选入右侧 "Variable（s）"下方的矩形框中，单击右上角"Statistics"，弹出 Frequencies：Statistics 对话框，勾选"Mean"（算术均数）、"Median"（中位数）、"Quartiles"［四分位数，结果会显示第 25、50、75 百分位数；也可通过勾选"Percentile（s）"（百分位数）在其后的矩形框中填入任意数字并单击"Add"进入下方的矩形框来获得第任意百分位数］、 "Std. deviation"（标准差）、"Variance"（方差）、"Range"（全距）、"Minimum"（最小值）、"Maximum"（最大值），如图 8-2 所示。得到如图 8-3 所示结果。

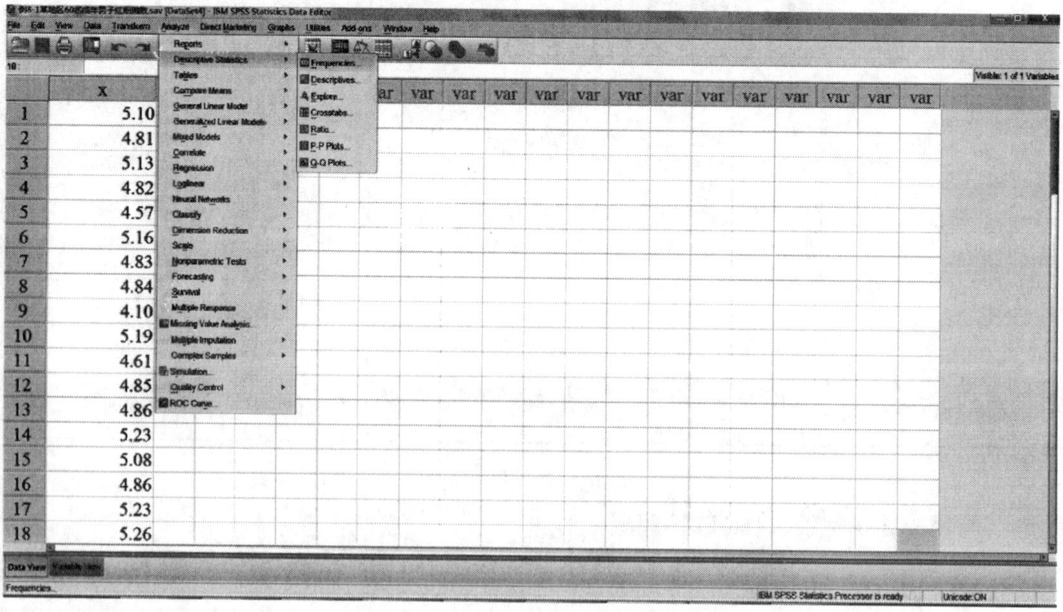

图 8-1 打开 Frequencies 的路径

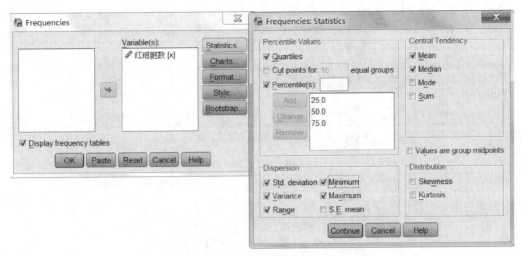

图 8-2　Frequencies：Statistics 对话框操作

Statistics

红细胞数

N	Valid	60
	Missing	0
Mean		4.8928
Median		4.8800
Std.Deviation		.36812
Variance		.136
Range		1.94
Minimum		3.94
Maximum		5.88
Percentiles	25	4.6725
	50	4.8800
	75	5.1225

图 8-3　计量资料常用的统计描述指标结果

2）Descriptives：单击"Analyze"→"Descriptive Statistics"→"Descriptives"，如图 8-4 所示。打开 Descriptives 对话框，将变量"红细胞数[x]"从左侧的源变量窗口选入右侧 "Variable（s）"下方的矩形框中，单击右上角"Options"，弹出 Descriptives：Options 对话框，勾选"Mean"（算术均数）、"Std. deviation"（标准差）、"Variance"（方差）、"Range"（全距）、"Minimum"（最小值）、"Maximum"（最大值），如图 8-5 所示。得到如图 8-6 所示结果。

3）几何均数（G）：单击"Analyze"→"Reports"→"Case Summaries"，如图 8-7 所示。打开 Summarize Cases 对话框，将变量"红细胞数[x]"从左侧的源变量窗口选入右侧 "Variables"下方的矩形框中，单击右上角"Statistics"，弹出 Summary Report：Statistics 对话框，从左侧"Statistics"下方的矩形框中选择"Geometric Mean"调入右侧"Cell Statistics"下方的矩形框中，如图 8-8 所示。依次单击"Continue""OK"，输出分析结果，几何均数为 4.879 2，如图 8-9 所示。

（3）本例根据对样本的正态性检验（参见例 8-2），结果 $P = 0.200 > 0.05$，资料服从正态分布，宜选用均数描述其集中趋势或选用标准差描述其离散趋势，所以可表示为 4.89 ± 0.37（保留两位小数）。

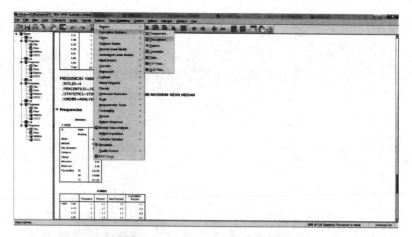

图 8-4　打开 Descriptives 的路径

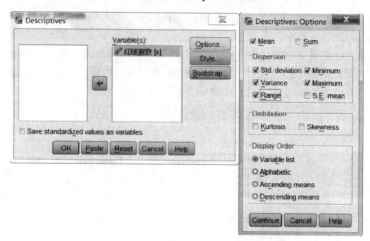

图 8-5　Descriptives: Options 对话框操作

Descriptive Statistics

	N	Range	Minimum	Maximum	Mean	Std. Deviation	Variance
红细胞数 Valid	60	1.94	3.94	5.88	4.8928	.36812	.136
N(listwise)	60						

图 8-6　计量资料常用的统计描述指标结果

![图 8-7 打开 Case Summaries 的路径 screenshot]

图 8-7　打开 Case Summaries 的路径

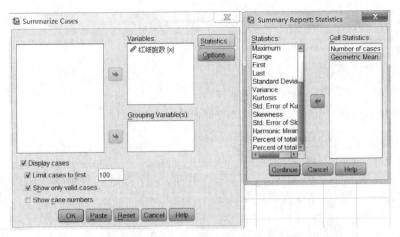

图 8-8　Summarize Cases、Summary Report: Statistics 对话框操作

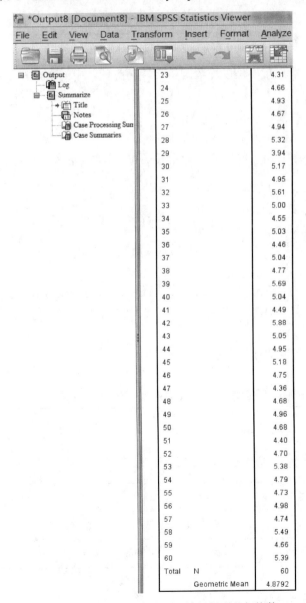

23		4.31
24		4.66
25		4.93
26		4.67
27		4.94
28		5.32
29		3.94
30		5.17
31		4.95
32		5.61
33		5.00
34		4.55
35		5.03
36		4.46
37		5.04
38		4.77
39		5.69
40		5.04
41		4.49
42		5.88
43		5.05
44		4.95
45		5.18
46		4.75
47		4.36
48		4.68
49		4.96
50		4.68
51		4.40
52		4.70
53		5.38
54		4.79
55		4.73
56		4.98
57		4.74
58		5.49
59		4.66
60		5.39
Total	N	60
	Geometric Mean	4.8792

图 8-9　通过 Case Summaries 途径得到几何均数

5. 正态分布

（1）正态分布的概念。

（2）正态曲线：概率密度函数和概率分布函数。

（3）正态分布特征：正态分布的主要特征及面积分布规律。

6. 正态分布的应用

（1）标准正态曲线下的面积分布规律：$\mu \pm \sigma$ 范围内占正态曲线下面积的 68.26%；$\mu \pm 1.96\sigma$ 范围内占正态曲线下面积的 95.00%；$\mu \pm 2.85\sigma$ 范围内占正态曲线下面积的 99.00%，可用于估计医学参考值范围及质量控制等。

（2）正态分布是很多统计方法的理论基础，如 χ^2 分布、t 分布都是在正态分布的基础上推导出来的。

7. 正态分布的特征

正态分布属连续型分布，是以均数为中心，两头低，中间高，左右对称的钟形分布，具有以下特点。

（1）集中性、对称性、不相交性。

（2）正态曲线下总面积为 1（或 100%）。

（3）标准正态分布：即标准正态变量 u 服从 N（0，1）的分布，且

$$u = \frac{X - \mu}{\sigma}$$

8. 医学参考值范围

（1）医学参考值范围概念及意义。

（2）制订医学参考值范围的注意事项：确定同质的参照总体；选择足够例数的参照样本；控制检测误差；选择单、双侧界值；选择适当的百分数范围；选择计算参考值范围的方法。

（3）医学参考值范围的计算方法见表 8-3。

表 8-3　医学参考值范围的正态分布法和百分位数法计算公式

概率/%	正态分布法			百分位数法		
	双侧	单侧		双侧	单侧	
		下限	上限		下限	上限
90	$\bar{X} \pm 1.64S$	$\bar{X} - 1.28S$	$\bar{X} + 1.28S$	$P_5 \sim P_{95}$	P_{10}	P_{90}
95	$\bar{X} \pm 1.96S$	$\bar{X} - 1.64S$	$\bar{X} + 1.64S$	$P_{2.5} \sim P_{97.5}$	P_5	P_{95}
99	$\bar{X} \pm 2.58S$	$\bar{X} - 2.33S$	$\bar{X} + 2.33S$	$P_{0.5} \sim P_{99.5}$	P_1	P_{99}

9. 正态性检验的 SPSS 软件实现

例 8-2 某地 100 例 30～40 岁健康男子血清总胆固醇值（单位：mmol/L）测定结果如下：

202 188 228 195 159 241 221 222 234 182 165 168 156 165 149 164 184 113 161 183 199
184 171 178 160 197 177 161 169 206 234 147 199 172 142 174 161 131 221 209 200 219 185
124 210 172 192 170 147 201 213 174 195 150 142 189 181 138 209 149 155 130 230 211 185
174 175 248 207 174 168 183 232 177 146 173 178 153 164 253 189 178 191 184 223 205 172
165 147 252 170 174 210 149 176 224 136 182 210 156

问题讨论

（1）什么类型的资料需要进行正态性检验？原因是什么？

（2）常用正态性检验的方法有哪些？

（3）本资料是否服从正态分布？

分析

（1）正态性检验主要用于判断计量资料是否服从或近似服从正态分布。因为很多参数检验的统计分析方法使用的前提条件都要求数据服从正态分布，如常见的 t 检验、单因素方差分析等。如果对不服从正态分布的数据，尤其是严重偏态的小样本数据，误用前述参数检验的方法，常常导致检验效能降低。

（2）一般可通过图示法、统计学检验法进行正态性检验。常用于正态性检验的图示法推荐 Q-Q 正态概率图，若 Q-Q 正态概率图呈现样本点围绕沿 45°的对角线分布，则认为数据服从正态分布；反之，若 Q-Q 正态概率图呈现样本点偏离沿 45°的对角线分布，则认为数据不服从正态分布；此外，P-P 图也可用于判断数据是否服从正态分布，判断方法与 Q-Q 正态概率图类似；大样本时也可根据直方图及其正态概率密度曲线的形状初步判断数据是否服从正态分布。常用于正态性检验的统计学检验推荐 Kolmogorov-Smirnov 检验（简称 K-S 检验，因其统计量为 D，又称 D 检验；本法用于大样本数据——$n>50$ 例的正态性检验）和 Shapiro-Wilk 检验（简称 S-W 检验，因其统计量为 W，又称 W 检验；本法用于小样本数据——$n \leqslant 50$ 例的正态性检验），当检验结果的 P 值大于 0.05，则认为数据服从正态分布；反之，当检验结果的 P 值小于或等于 0.05，则认为数据不服从正态分布。图示法只是直观地判断数据是否服从正态分布，最终判断应由正态性检验决定。

操作步骤

先将例 8-2 数据录入 SPSS 软件建立一个数据文件"某地 100 例 30～40 岁健康男子血清总胆固醇值.sav"，并打开。

（1）直方图：参见实习七相关操作步骤。结果如图 8-10 所示。由图可见，可基本认为数据服从正态分布。

（2）Q-Q 正态概率图：结果如图 8-11 所示。由图可见，可基本认为数据服从正态分布。

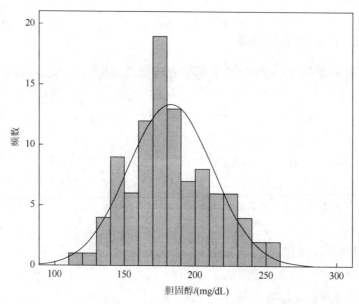

图 8-10　某地 100 例 30～40 岁健康男子血清总胆固醇值直方图

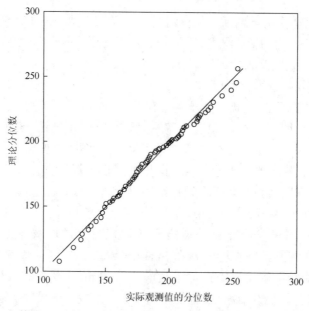

图 8-11　某地 100 例 30～40 岁健康男子血清总胆固醇值 Q-Q 正态概率图

（3）正态性检验：单击"Analyze"→"Nonparametric Tests"→"Legacy Dialogs"→"1-Sample K-S"，如图 8-12 所示，弹出 One-Sample Kolmogorov-Smirnov Test 对话框，然后从左边源变量窗口选中变量"胆固醇[x]"，单击向右的箭头放入"Test Variable List"矩形框内，如图 8-13 所示。

单击"OK"，输出分析结果，如图 8-14 所示。$P = 0.069 > 0.05$，提示数据服从正态分布。

此外，还可以单击"Analyze"→"Descriptive Statistics"→"Explore"，如图 8-15 所示，弹出 Explore 对话框，将变量"胆固醇[x]"选入"Dependent List"框，如图 8-16 所示，单击"Plots"，弹出 Explore：Plots 对话框，勾选"Normality plots with tests"，如图 8-17 所示。

依次单击"Continue""OK"，输出分析结果，如图 8-18 所示。

此例 $n=100$，属于大样本，看 Kolmogorov-Smirnov 检验结果，$P=0.069>0.05$，提示数据服从正态分布。

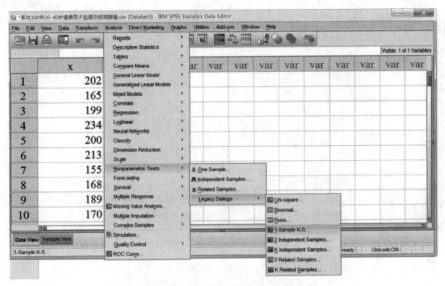

图 8-12　打开 1-Sample K-S 的路径

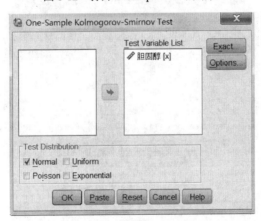

图 8-13　One-Sample Kolmogorov-Smirnov Test 对话框

One-Sample Kolmogorov-Smirnov Test		
		胆固醇
N		100
Normal Parameters[a,b]	Mean	182.41
	Std.Deviation	29.820
Most Extreme Differences	Absolute	.085
	Positive	.085
	Negative	-.042
Test Statistic		.085
Asymp.Sig.(2-tailed)		.069[c]
a. Test distribution is Normal.		
b. Calculated from data.		
c. Lilliefors Significance Correction.		

图 8-14　1-Sample K-S 正态性检验结果

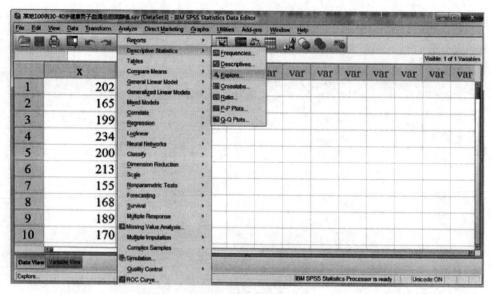

图 8-15 打开 Explore 路径

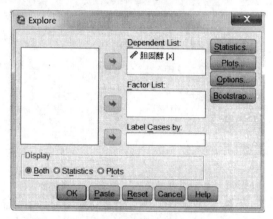

图 8-16 Explore 对话框

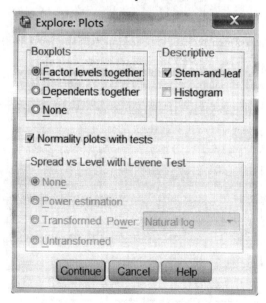

图 8-17 Explore: Plots 对话框

Tests of Normality						
	Kolmogorov-Smirnov[a]			Shapiro-Wilk		
	Statistic	df	Sig.	Statistic	df	Sig.
胆固醇	.085	100	.069	.986	100	.383
a. Lilliefors Significance Correction						

图 8-18　Explore 途径正态性检验结果

10. 总体均数 95% 和 99% 可信区间的计算及适用条件

区间估计是按照预先给定的概率（$1-\alpha$）估计总体参数所在的范围，该范围被称为总体参数的可信区间或置信区间（confidence interval，CI）。预先给定的概率（$1-\alpha$）称为可信度或置信度，通常取 95% 或 99%，即 95% 可信区间或 99% 可信区间，一般取双侧 95% 可信区间，由上限和下限两个数值构成一个范围（开区间）。

11. 可信区间的 SPSS 软件实现

试估计例 8-2 中该地 30～40 岁健康男子血清总胆固醇值的 95% 可信区间和 99% 可信区间。

操作步骤

打开由例 8-2 数据建立的数据文件 "某地 100 例 30～40 岁健康男子血清总胆固醇值.sav"。

单击 "Analyze" → "Descriptive Statistics" → "Explore"，如图 8-15 所示，弹出 Explore 对话框，将变量 "胆固醇[x]" 选入 "Dependent List" 框，如图 8-16 所示，单击 "Statistics"，弹出 Explore：Statistics 对话框，勾选 "Descriptives"，如图 8-19 所示。

依次单击 "Continue" "OK"，输出分析结果，得到该地 30～40 岁健康男子血清总胆固醇值的 95% 可信区间为（176.49，188.33），如图 8-20 所示。

该地 30～40 岁健康男子血清总胆固醇值的 99% 可信区间的操作步骤只需在勾选 "Descriptives" 时，将其下方 "Confidence Interval for Mean" 后面矩形框中默认的 S 数值 95 改为 99 即可，其余操作与估计 95% 可信区间完全相同，如图 8-21 所示。结果为（174.58，190.24）。

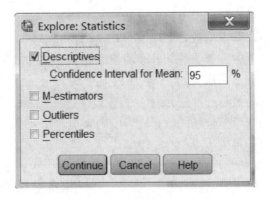

图 8-19　Explore：Statistics 对话框-95% 可信区间

Descriptives			Statistic	Std. Error
胆固醇	Mean		182.41	2.982
	95% Confidence Interval for Mean	Lower Bound	176.49	
		Upper Bound	188.33	
	5% Trimmed Mean		181.99	
	Median		178.00	
	Variance		889.214	
	Std. Deviation		29.820	
	Minimum		113	
	Maximum		253	
	Range		140	
	Interquartile Range		43	
	Skewness		.279	.241
	Kurtosis		-.280	.478

图 8-20　该地 30～40 岁健康男子血清总胆固醇值的 95%可信区间结果

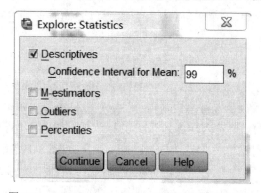

图 8-21　Explore：Statistics 对话框-99%可信区间

四、思考与判断

（1）描述一组变量值的集中位置，可选用几何均数、中位数、算术均数等平均数。（　　）

（2）几何均数和中位数都适宜于正偏态分布。（　　）

（3）正态分布条件下，算术均数、中位数一致。（　　）

（4）偏态分布资料宜用中位数描述其分布的集中趋势。（　　）

（5）正态曲线下，横轴上从均数到 +∞ 的面积为 95%。（　　）

（6）标准正态分布的均数与标准差分别为 0 与 1。（　　）

（7）比较身高与坐高两组单位相同数据变异度的大小，宜采用标准差。（　　）

（8）变异系数的数值一定大于 1。（　　）

（9）血清滴度（X）资料常用几何均数表示平均水平是由于 X 近似正态分布。（　　）

（10）在某个连续分布总体中随机抽样，变量是 X 不服从正态分布，随样本大小 n 增大，理论上样本均数的分布很快趋向正态分布。（　　）

（11）正态分布的特点是中间频数最多，两边频数渐少且对称。（　　）

（12）总体均数为 1，总体标准差为 0 的正态分布称为标准正态分布。（　　　）

（13）σ决定曲线的形状，当 μ 恒定时，σ越大，数据越分散，曲线越矮胖。（　　　）

（14）医学参考值范围的特定"正常"人是指健康人群。（　　　）

五、练习题

（1）现测得 10 例乳腺癌患者化疗后血液尿素氮的含量（单位：mmol/L）分别为 3.43，2.96，4.43，3.03，4.53，5.25，5.64，3.82，4.28，5.25，试计算其算术均数和中位数。

（2）某地 100 例 30～40 岁健康男子血清总胆固醇值（单位：mmol/L）测定结果如下：

202 165 199 234 200 213 155 168 189 170 188 168 184 147 219 174 130 183 178 174 228 156
171 199 185 195 230 232 191 210 195 165 178 172 124 150 211 177 184 149 159 149 160 142 210
142 185 146 223 176 241 164 197 174 172 189 174 173 205 224 221 184 177 161 192 181 175 178
172 136 222 113 161 131 170 138 248 153 165 182 234 161 169 221 147 209 207 164 147 210 182
183 206 209 201 149 174 253 252 156

1）编制频数分布表并画出直方图。

2）根据频数分布表计算其算术均数和中位数，并说明用哪一个指标比较合适。

3）计算全距、四分位数间距、标准差，并说明用其中哪一种来表示这组数据的离散趋势最好。

（3）某地 144 例 30～45 岁正常成年男子的血清总胆固醇测量值近似服从均数为 4.95 mmol/L，标准差为 0.85 mmol/L 的正态分布。

1）试估计该地 30～45 岁成年男子血清总胆固醇的 95%参考值范围。

2）血清总胆固醇大于 5.72 mmol/L 的正常成年男子约占其总体的百分之多少？

（4）某疾病预防控制中心对 30 例麻疹易感儿童以气溶胶免疫接种一个月后，测得其血凝抑制抗体滴度资料，见表 8-4。试计算其平均滴度。

表 8-4　30 例麻疹易感儿童血凝抑制抗体滴度

抗体滴度	例数	抗体滴度	例数
1：8	2	1：128	4
1：16	6	1：256	2
1：32	5	1：512	1
1：64	10		

（5）某地 200 例正常成人血铅含量的频数分布，见表 8-5 所示。

表 8-5　某地 200 例正常成人血铅含量的频数分布

血铅含量/(μmol/L)	频数	累积频数
0～	7	7
0.24～	49	56
0.48～	45	101

血铅含量/(μmol/L)	频数	累积频数
0.72~	32	133
0.96~	28	161
1.20~	13	174
1.44~	14	188
1.68~	4	192
1.92~	4	196
2.16~	1	197
2.40~	2	199
2.64~2.88	1	200

1）简述该资料的分布特征。

2）试分别用百分位数法和正态分布法估计该地正常成人血铅值的 95%参考值范围。

实习九　计量资料的统计推断

一、目的要求

（1）掌握标准差与标准误的区别与联系。

（2）掌握估计总体均数的方法。

（3）掌握两个样本均数比较的假设检验的方法。

（4）熟悉假设检验的步骤及进行假设检验时应注意的问题。

二、解题思路

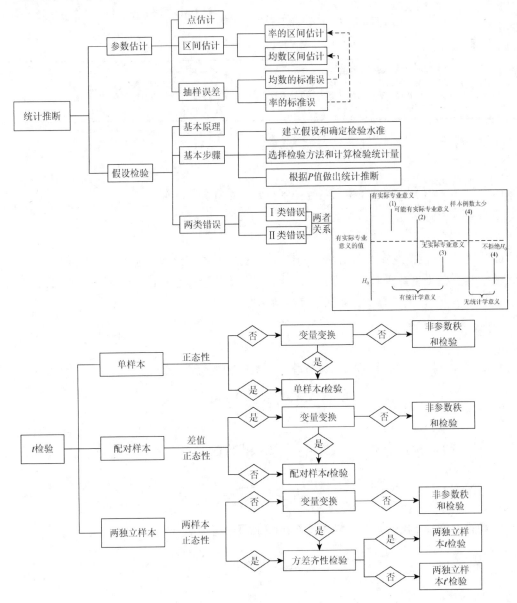

三、实习内容

（一）抽样误差与 t 分布

1. 标准差与均数标准差

标准差与均数标准误的区别见表 9-1。

表 9-1　标准差与均数标准误的区别

项目	$S \rightarrow \sigma$	$S_{\bar{X}} \rightarrow \sigma_{\bar{X}}$
概念	反映各变量值相对均数的平均变异（或离散）程度指标	是描述均数的抽样误差的统计指标，反映含量相同的样本均数的离散趋势或变异程度
计算	（1）直接法： $$S = \sqrt{\dfrac{\sum X_i^2 - \left(\sum X_i\right)^2 / n}{n-1}}$$ （2）频数表加权法： $$S = \sqrt{\dfrac{\sum f_i X_i^2 - \left(\sum f_i X_i\right)^2 / \sum f_i}{\sum f_i - 1}}$$	（1）参数计算： $$\sigma_{\bar{X}} = \dfrac{\sigma}{\sqrt{n}}$$ （2）统计量计算： $$S_{\bar{X}} = \dfrac{S}{\sqrt{n}}$$
应用	（1）表示变量值的离散程度 （2）反映均数的代表性 （3）估计变量值的分布，确定参考值的范围 （4）计算标准误	（1）表示抽样误差大小 （2）反映均数的可靠性 （3）估计总体均数可能所在的范围 （4）用于 t 检验

2. t 分布

（1）概念：样本检验统计量 t 变量（值）的分布称为 t 分布。

$$t = \frac{\bar{X} - \mu}{S_{\bar{X}}}$$

（2）t 分布特点：左右两侧对称；v 越小，t 变量值的变异程度越大，曲线越扁平；t 分布曲线较标准正态曲线要扁平些，若 $v = \infty$，t 分布曲线和标准正态曲线完全吻合；t 分布只有一个参数即自由度 v，为计算 t 的标准差 S 的自由度。

（二）t 检验

1. 单样本 t 检验（一个样本均数与总体均数比较的假设检验）

$$t = \frac{|\bar{X} - \mu_0|}{S_{\bar{X}}} = \frac{|\bar{X} - \mu_0|}{S / \sqrt{n}}$$

2. 配对样本 t 检验（配对计量资料比较的假设检验）

$$t = \frac{|\bar{d} - 0|}{S_{\bar{d}}}$$

3. 两独立样本 t 检验（两个样本均数比较的假设检验）

$$t = \frac{|\bar{X}_1 - \bar{X}_2|}{S_{\bar{X}_1 - \bar{X}_2}}$$

4. *t*检验的 SPSS 软件实现

例 9-1　某医生在某省少数民族地区随机调查了 25 名健康成年男子的脉搏（单位：次/min），测得结果如下：

78	66	71	76	76
77	63	82	78	81
61	73	77	72	82
71	81	71	62	73
71	65	81	80	70

另据查阅文献得知，全省健康成年男子脉搏的均数为 72 次/min。问：该省少数民族地区健康成年男子的脉搏是否与全省健康成年男子的脉搏不同？

问题讨论

（1）该资料考虑用什么统计分析方法？

（2）可用该方法的前提条件是什么？

分析

（1）这是一个计量资料，其设计类型为一个样本与总体均数的比较。首先考虑单样本 *t* 检验。

（2）因为单样本 *t* 检验应用的前提条件是样本必须服从正态分布，所以第一步应进行正态性检验。

操作步骤

先将例 9-1 数据录入 SPSS 软件建立一个数据文件"某省少数民族地区 25 名健康成年男子的脉搏值.sav"，并打开。

（1）正态性检验：按照实习八的方法进行正态性检验，得到结果如图 9-1 所示。$P = 0.200 > 0.05$，提示该样本数据服从正态分布。

One-Sample Kolmogorov-Smirnov Test

		x
N		25
Normal Parameters[a,b]	Mean	73.52
	Std. Deviation	6.456
Most Extreme Differences	Absolute	.130
	Positive	.094
	Negative	-.130
Test Statistic		.130
Asymp. Sig. (2-tailed)		.200[c,d]

图 9-1　某省少数民族地区 25 名健康成年男子的脉搏值正态性检验

（2）单击"Analyze"→"Compare Means"→"One-Sample T Test"，如图 9-2 所示，弹出 One-Sample T Test 对话框，将变量"脉搏值[x]"选入"Test Variable（s）"下方的矩形框中，在"Test Value"框中填入总体均数 72，如图 9-3 所示。

单击"OK"，输出分析结果，如图 9-4 所示。

$t = 1.177$，$P = 0.251 > 0.05$，按 $\alpha = 0.05$ 水准，不拒绝 H_0，差异无统计学意义，尚不能认为该省少数民族地区健康成年男子的脉搏与全省健康成年男子的脉搏不同。

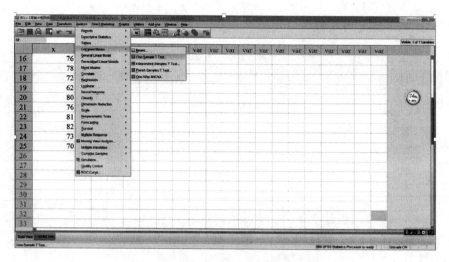

图 9-2 打开 One-Sample T Test 的路径

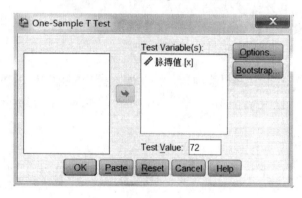

图 9-3 One-Sample T Test 对话框

One-Sample Statistics

	N	Mean	Std. Deviation	Std. Error Mean
脉搏值	25	73.52	6.456	1.291

One-Sample Test

	Test Value = 72					
					95% Confidence Interval of the Difference	
	t	df	Sig. (2-tailed)	Mean Difference	Lower	Upper
脉搏值	1.177	24	.251	1.520	-1.14	4.18

图 9-4 某省少数民族地区 25 名健康成年男子的脉搏值单样本 t 检验结果

例 9-2 某医生用某药治疗黑热病贫血患者 10 例，治疗前后血红蛋白值见表 9-2。问：该药是否有效？

表 9-2 10 例黑热病贫血患者治疗前后血红蛋白含量 （单位：g/L）

项目	编号									
	1	2	3	4	5	6	7	8	9	10
治疗前	78	86	105	95	82	101	121	119	98	117
治疗后	106	125	135	126	113	122	113	121	115	110

问题讨论

（1）该资料考虑用什么统计分析方法？

（2）可用该方法的前提条件是什么？

分析

（1）这是一个计量资料，其设计类型为配对设计。首先考虑配对样本 t 检验。

（2）因为配对样本 t 检验应用的前提条件是样本差值必须服从正态分布，所以应进行样本差值的正态性检验。

操作步骤

先将例 9-2 数据录入 SPSS 软件建立一个数据文件"10 例黑热病贫血患者治疗前后血红蛋白含量.sav"，并打开。

（1）正态性检验：单击"Transform"→"Compute Variable"，如图 9-5 所示，弹出 Compute Variable 对话框，在"Target Variable"下方的矩形框中输入 d（表示治疗前后的差值），将"治疗前[x1]""治疗后[x2]"从左边源变量窗口选入"Numeric Expression"下方的矩形框中，中间用减号"–"连接，单击"OK"（此步骤图省略），此时数据文件生成差值变量 d 的数据，如图 9-6 所示。按照实习八的方法对差值变量 d 的数据进行正态性检验，得到结果如图 9-7 所示。$P = 0.200 > 0.05$，提示差值变量 d 的数据服从正态分布。

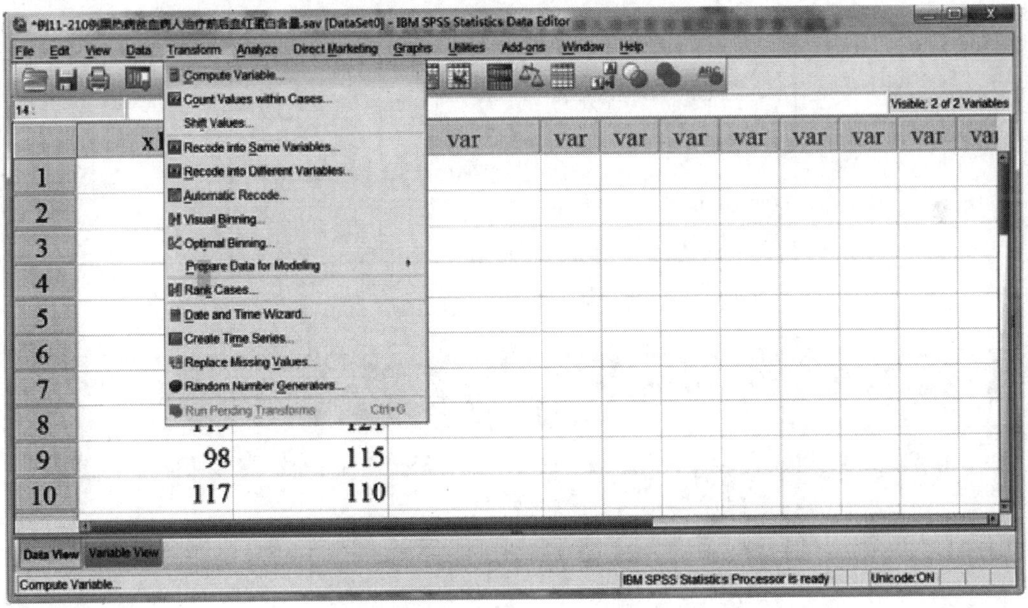

图 9-5　打开 Compute Variable 的路径

（2）单击"Analyze"→"Compare Means"→"Paired-Samples T Test"，如图 9-8 所示，弹出 Paired-Samples T Test 对话框，将"治疗前[x1]"和"治疗后[x2]"两个变量同时选入"Paired Variables"下方的矩形框中，如图 9-9 所示。

单击"OK"，输出分析结果，如图 9-10 所示。

$t = -3.431$，$P = 0.007 < 0.05$，按 $\alpha = 0.05$ 水准，拒绝 H_0，接受 H_1，差异有统计学意义，可以认为该药治疗黑热病贫血患者有效。

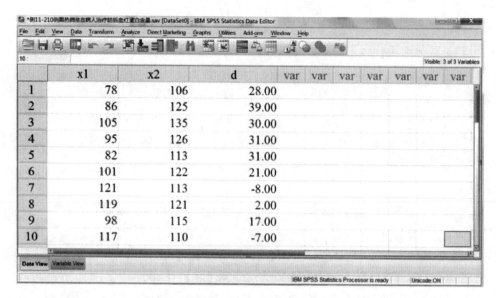

图 9-6 数据文件生成差值变量 d 的数据

One-Sample Kolmogorov-Smirnov Test

		治疗前后差值
N		10
Normal Parameters[a,b]	Mean	18.4000
	Std. Deviation	16.95877
Most Extreme Differences	Absolute	.214
	Positive	.133
	Negative	-.214
Test Statistic		.214
Asymp. Sig. (2-tailed)		.200[c,d]

图 9-7 对差值变量 d 的数据进行正态性检验的结果

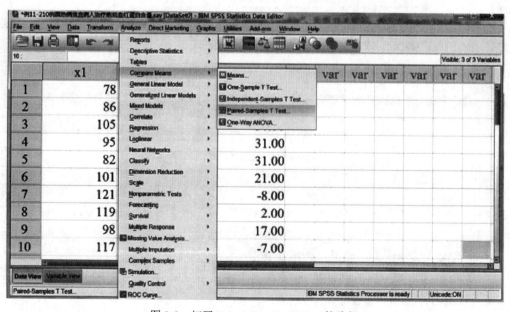

图 9-8 打开 Paired-Samples T Test 的路径

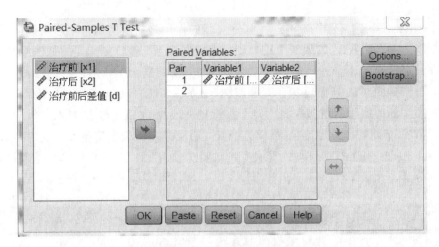

图 9-9　将"治疗前[x1]"和"治疗后[x2]"两个变量同时选入"Paired Variables"框

Paired Samples Statistics

		Mean	N	Std. Deviation	Std. Error Mean
Pair 1	治疗前	100.20	10	15.455	4.887
	治疗后	118.60	10	8.758	2.770

Paired Samples Correlations

		N	Correlation	Sig.
Pair 1	治疗前 & 治疗后	10	.103	.777

Paired Samples Test

		Paired Differences					t	df	Sig. (2-tailed)
		Mean	Std. Deviation	Std. Error Mean	95% Confidence Interval of the Difference				
					Lower	Upper			
Pair 1	治疗前 - 治疗后	-18.400	16.959	5.363	-30.532	-6.268	-3.431	9	.007

图 9-10　10 例黑热病贫血患者治疗前后血红蛋白含量配对样本 t 检验结果

例 9-3　根据实习七例 7-1 数据分析：冠心病病例组与对照组舒张压水平是否不同？

问题讨论

（1）该资料考虑用什么统计分析方法？

（2）可用该方法的前提条件是什么？

分析

（1）这是一个计量资料，其设计类型为两个样本均数比较（流行病学非匹配病例对照研究）。首先考虑两独立样本 t 检验。

（2）因为两独立样本 t 检验应用的前提条件是两个样本必须都分别服从正态分布，所以应分别对两个样本进行正态性检验；还要求方差齐性，判断方差齐性的检验不必单做，在后续操作中可以顺便出结果，见后文结果解读。

操作步骤

先打开数据文件"冠心病病例组与对照组研究基线数据.sav"。

（1）正态性检验单击"Data"→"Split File"，如图 9-11 所示，弹出 Split File 对话框，选中"Compare groups"，将"组别[group]"从左边源变量窗口选入"Groups Based on"下方

的矩形框中，单击"OK"，如图 9-12 所示。这一步的作用是将病例组与对照组数据分开（Split File 就是拆分文件的意思），如果缺少这一步，直接操作下一步，结果是将病例组与对照组的数据合并在一起分析，不合理。然后按照实习八的方法对病例组与对照组的数据分别进行正态性检验，得到如图 9-13 所示结果。对照组 $P = 0.091 > 0.05$，病例组 $P = 0.200 > 0.05$，提示病例组与对照组的数据服从正态分布。接下来重复进入 Split File 对话框的操作，将"Groups Based on"下方矩形框中的"组别[group]"选入（退回）左边源变量窗口，选中"Analyze all cases，do not create groups"，单击"OK"，如图 9-14 所示。这一步的作用是取消病例组与对照组数据分开，如果缺少这一步，直接操作下一步，将提示出错（Warnings）。

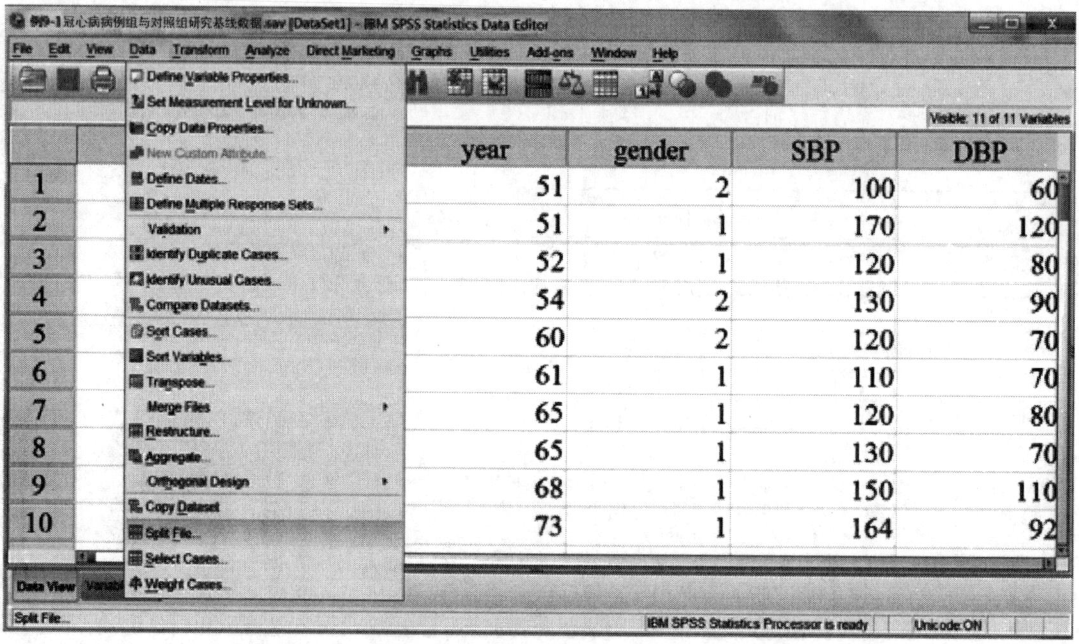

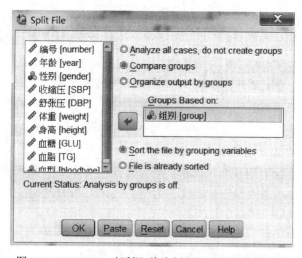

图 9-11　打开 Split File 的路径

图 9-12　Split File 对话框-将病例组与对照组数据分开

One-Sample Kolmogorov-Smirnov Test

组别			舒张压
对照组	N		30
	Normal Parameters[a,b]	Mean	83.93
		Std. Deviation	15.550
	Most Extreme Differences	Absolute	.148
		Positive	.148
		Negative	-.086
	Test Statistic		.148
	Asymp. Sig. (2-tailed)		.091[c]
病例组	N		30
	Normal Parameters[a,b]	Mean	80.63
		Std. Deviation	13.013
	Most Extreme Differences	Absolute	.131
		Positive	.126
		Negative	-.131
	Test Statistic		.131
	Asymp. Sig. (2-tailed)		.200[c,d]

图 9-13　冠心病病例组与对照组舒张压水平正态性检验结果

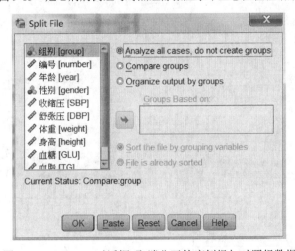

图 9-14　Split File 对话框-取消分开的病例组与对照组数据

（2）单击"Analyze"→"Compare Means"→"Independent-Samples T Test"，如图 9-15 下方的矩形所示，弹出 Independent-Samples T Test 对话框，将"舒张压[DBP]"选入"Test Variable（s）"下方的矩形框中，将"group（??）"选入"Grouping Variable"，单击"Define Groups"，弹出 Define Groups 对话框，在"Group 1""Group 2"后面的矩形框中分别输入 "0""1"（在数据文件中，不同组的赋值是什么就输入什么，本例对照组和病例组分别赋值为"0""1"），如图 9-16 所示。

单击"Continue""OK"，输出分析结果，如图 9-17 所示。

首先判断方差齐性与否，本例方差齐性检验结果 $F = 0.638$，$P = 0.428 > 0.05$，故方差齐。方差齐，t 检验结果看 Equal variances assumed 对应的一行；反之，方差不齐，t 检验结果看 Equal variances not assumed 对应的一行（也就是 t 检验）。本例方差齐，$t = 0.891$，$P = 0.376 > 0.05$，按 $\alpha = 0.05$ 水准，不拒绝 H_0，差异无统计学意义，尚不能认为冠心病病例组与对照组舒张压水平不同（这里的结果显示无论方差齐与不齐，t、P 值都是一样的，但实际上不一样，只是保留目前的小数位数时巧合相同了，大家可以在 Output 结果输出界面双击 P 值进行查看）。

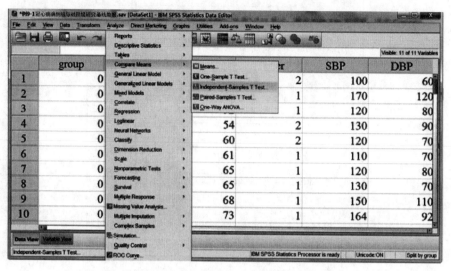

图 9-15　打开 Independent-Samples T Test 的路径

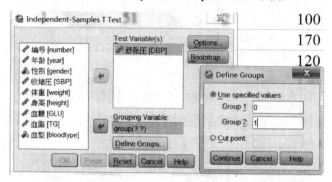

图 9-16　Independent-Samples T Test 对话框与 Define Groups 对话框

Group Statistics

	组别	N	Mean	Std. Deviation	Std. Error Mean
舒张压	对照组	30	83.93	15.550	2.839
	病例组	30	80.63	13.013	2.376

Independent Samples Test

		Levene's Test for Equality of Variances		t-test for Equality of Means						
									95% Confidence Interval of the Difference	
		F	Sig.	t	df	Sig. (2-tailed)	Mean Difference	Std. Error Difference	Lower	Upper
舒张压	Equal variances assumed	.638	.428	.891	58	.376	3.300	3.702	-4.110	10.710
	Equal variances not assumed			.891	56.253	.376	3.300	3.702	-4.115	10.715

图 9-17　冠心病病例组与对照组舒张压水平两独立样本 t 检验结果

四、思考与判断

（1）由于样本观察结果具有不确定性，故不能根据样本推论总体。（　　）

（2）抽样误差是指个体值与样本统计量值之差。（　　）

（3）为了使假设检验的两类错误同时减少，可增加样本含量。（　　）

（4）对同一个样本资料必然有 $s < x$，$s > s_{\bar{x}}$。（　　）

（5）假设检验推断结论：如果 $P>\alpha$，那么接受 H_0，差别无统计学意义。（　）

（6）两个样本均数比较，可选择 t 检验或 u 检验。（　）

（7）假设检验的目的是判断来自不同总体的样本之间的差异是否由抽样误差引起。（　）

（8）两组数据中的每个变量值减去同一常数后，作两个独立样本 t 检验，t 值不变。（　）

（9）随机抽样的目的是消除系统误差。（　）

（10）参数估计包括点估计和区间估计。（　）

（11）用已知样本统计量和标准误确定总体参数所在范围的方法称为区间估计。（　）

（12）检验水准的确定需要考虑研究设计的类型、研究目的、变量类型及变异水平、样本大小等因素。（　）

（13）假设检验时，拒绝实际上成立的 H_0，犯了 II 类错误。（　）

（14）可信区间估计的优劣取决于可信度 $1-\sigma$ 的大小和区间的宽度。（　）

（15）在可信度确定的情况下，增加样本含量可减小区间宽度。（　）

（16）在假设检验的零假设和备假设中，零假设是要被证实的。（　）

（17）随机抽样的目的是消除系统误差。（　）

五、练习题

（1）为了解某地小学生血红蛋白含量的平均水平，现随机抽取该地小学生 450 人，算得其血红蛋白含量平均值为 101.4 g/L，标准差为 1.5 g/L，试计算该地小学生血红蛋白平均值的 95% 可信区间。

（2）研究高胆固醇是否有家庭聚集性，已知正常儿童的总胆固醇平均值为 175 mmol/L，现测得 100 名曾患心脏病且胆固醇高的子代儿童的胆固醇平均值为 207.5 mmol/L，标准差为 30 mmol/L。问题：

1）如何衡量这 100 名儿童总胆固醇样本平均值的抽样误差？

2）估计 100 名儿童的胆固醇平均值的 95% 可信区间。

（3）已知正常成年男子血红蛋白含量平均值为 140 g/L，今随机调查某厂成年男子 60 人，测其血红蛋白含量平均值为 125 g/L，标准差 15 g/L。问该厂成年男子血红蛋白含量平均值与一般成年男子是否不同？

（4）某研究者为比较耳垂血和手指血的白细胞数，调查 12 名成年人，同时采取耳垂血和手指血见表 9-3，试比较两者的白细胞数有无不同。

表 9-3　成人耳垂血和手指血白细胞数　　　　　　　（单位：10^9 个/L）

编号	耳垂血	手指血
1	9.7	6.7
2	6.2	5.4
3	7.0	5.7
4	5.3	5.0
5	8.1	7.5
6	9.9	8.3
7	4.7	4.6
8	5.8	4.2
9	7.8	7.5
10	8.6	7.0
11	6.1	5.3
12	9.9	10.3

（5）分别测得 15 名健康人和 13 名Ⅲ度肺气肿患者痰中 α_1 抗胰蛋白酶含量（单位：g/L）见表 9-4，问健康人与Ⅲ度肺气肿患者 α_1 抗胰蛋白酶含量是否不同？

表 9-4　健康人与Ⅲ度肺气肿患者 α_1 抗胰蛋白酶含量　（单位：g/L）

健康人	Ⅲ度肺气肿患者	健康人	Ⅲ度肺气肿患者
2.7	3.6	1.9	4.8
2.2	3.4	1.3	5.6
4.1	3.7	1.5	4.1
4.3	5.4	1.7	3.3
2.6	3.6	1.3	4.3
1.9	6.8	1.3	
1.7	4.7	1.9	
0.6	2.9		

（6）某地对 241 名健康成年男性面部上颌间隙进行了测定，得其结果见表 9-5，问不同身高健康男性其上颌间隙是否不同？

表 9-5　某地 241 名健康成年男性面部上颌间隙测定

身高/cm	人数	均数/cm	标准差/cm
161～	116	0.218 9	0.235 1
172～	125	0.228 0	0.256 1

（7）将钩端螺旋体病患者的血清分别用标准株和水生株做凝溶试验，测得稀释倍数见表 9-6，问两组的平均效价有无差别？

表 9-6　钩端螺旋体病患者凝溶试验的稀释倍数

标准株	水生株	标准株	水生株
100	100	1600	400
200	100	1600	400
400	100	1600	800
400	200	3200	1600
400	200	3200	
400	200	3200	
800	200		

（8）为比较男、女大学生的血清谷胱甘肽过氧化物酶（glutathione peroxidase，GSH-Px）的活力是否相同，某医生对某大学 17～22 岁大学生随机抽查男生 48 名，女生 46 名，测定其血清谷胱甘肽过氧化物酶含量（单位：U/L），男性、女性的均数分别为 96.53 和 93.73，男性、女性标准差分别为 7.66 和 14.97。问男性、女性的 GSH-Px 是否相同？

实习十　方　差　分　析

一、目的要求

（1）复习方差分析的基本思想，掌握方差分析的应用条件。

（2）学会完全随机设计资料和随机区组设计资料方差分析的计算方法及应用。

（3）熟悉多个样本均数间的多重比较方法（q 检验）。

二、解题思路

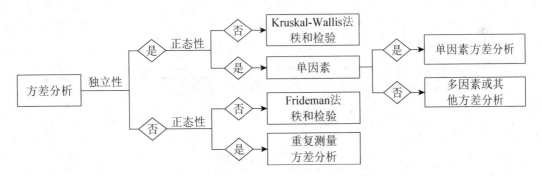

三、实习内容

1. 方差分析的目的

推断两个及两个以上的总体均数是否相等。即推断 H_0 假设是否成立，$H_0: \mu_1 = \mu_2 = \cdots = \mu_k$。

2. 方差分析基本思想

根据研究的目的和研究设计的类型，将总变异分解成两个或多个部分。除随机测量误差外，其他部分的变化均可由某一研究因素的作用来解释，通过对比某因素所致变异与随机误差的均方，来判断该因素有无作用。

单因素方差分析即从总变异中分离出组间变异和组内变异（随机误差），并比较两者变异程度的大小。若组间变异明显大于组内变异，则组间变异由抽样误差引起的可能性小；若组间变异与组内变异很接近，则组间变异由抽样误差引起的可能性大。

双因素方差分析是在单因素方差分析的基础上进一步从组内变异中分离出区组变异和误差变异，分别比较组间变异、区组变异与误差变异的差异大小，以说明组间变异和区组变异是否由抽样误差引起。这样进一步提高了检验的效率。

3. 方差分析应用条件

（1）各样本是相互独立的随机样本。

（2）各样本所在总体的方差齐性。

（3）样本来自正态或近似正态的总体。

4. 方差分析方法

（1）完全随机设计（单因素）方差分析。

（2）随机区组设计（双因素）方差分析。

（3）多个样本均数间的两两比较。

5. 方差分析主要计算公式

（1）单因素方差分析，见表 10-1。

表 10-1 单因素方差分析

变异来源	离均差平方和 SS	自由度 v	均方（差）MS	F 值
总	$\sum_{i=1}^{k}\sum_{j=1}^{n_i}(x_{ij}-\bar{X})^2$	$n-1$		
组间	$\sum_{i=1}^{k}n_i(\bar{X}_i-\bar{X})^2$	$k-1$	SS$_{组间}$/$v$$_{组间}$	MS$_{组间}$/MS$_{误差}$
组内	SS$_{组内}$=SS$_{总}$−SS$_{组间}$	$n-k$	SS$_{误差}$/$v$$_{误差}$	

注：v 表示自由度；n 表示各处理组样本总和；k 表示处理组数

（2）双因素方差分析，见表 10-2。

表 10-2 双因素方差分析

变异来源	离均差平方和 SS	自由度 v	均方（差）MS	F 值
总	$\sum_{i=1}^{k}\sum_{j=1}^{n_i}(X_{ij}-\bar{X})^2$	$n-1$		
处理组间	$\sum_{i=1}^{k}m(\bar{X}_i-\bar{X})^2$	$k-1$	SS$_{处理}$/$v$$_{处理}$	MS$_{处理}$/MS$_{误差}$
区组间	$\sum_{j=1}^{m}k(\bar{X}_j-\bar{X})^2$	$m-1$	SS$_{区组}$/$v$$_{区组}$	MS$_{区组}$/MS$_{误差}$
误差	SS$_{误差}$=SS$_{总}$−SS$_{组间}$−SS$_{区组}$	$n-k-m+1$	SS$_{误差}$/$v$$_{误差}$	

注：m 表示区组数

（3）多个样本均数间两两比较——q 检验。

$$q=\frac{|\bar{X}_A-\bar{X}_B|}{s_{\bar{x}_A-\bar{x}_B}}$$

$$s_{\bar{x}_A-\bar{x}_B}=\sqrt{\frac{MS_{误差}}{n}} \quad （各组例数 n_i 相等）$$

$$s_{\bar{x}_A-\bar{x}_B}=\sqrt{\frac{MS_{误差}}{2}\left(\frac{1}{n_A}+\frac{1}{n_B}\right)} \quad （各组例数 n_i 不等）$$

6. 方差分析的 SPSS 软件实现

（1）完全随机设计（单因素）方差分析。

例 10-1 将 36 只大鼠随机分为三组，每组用不同饲料喂养一周后，测定其红细胞水平的变化，结果见表 10-3。

表 10-3　不同饲料喂养大鼠红细胞水平　　　　　　　　（单位：10^{12} 个/L）

普通饲料	普通饲料 + 蛋黄	普通饲料 + 蛋黄 + 硫酸亚铁
4.50	4.66	8.66
3.67	4.50	8.45
4.18	4.45	6.52
4.47	5.22	7.43
4.77	5.13	6.32
5.21	6.89	6.01
4.76	5.22	4.73
5.19	5.18	6.47
4.38	6.05	7.17
4.62	6.77	8.08
3.86	5.97	7.77
3.01	6.14	7.28

试分析三种不同饲料喂养大鼠对其红细胞水平的影响有无不同。

问题讨论

1）这是什么类型资料？

2）本研究属于什么设计类型？

3）该资料考虑用什么统计分析方法？

4）可用该方法的前提条件是什么？

分析

1）这是一个计量资料。

2）其设计类型为完全随机设计。

3）完全随机设计多个样本均数比较，首先考虑单因素方差分析。

4）因为单因素方差分析应用的前提条件是各个样本必须分别服从正态分布，所以应分别对两个样本进行正态性检验；还要求方差齐性，所以应进行方差齐性检验。

操作步骤

建立并打开数据文件"不同饲料喂养大鼠红细胞水平.sav"，设置两个变量"组别[g]""红细胞水平[x]"。

1）正态性检验：按照实习九例 9-3 的方法对普通饲料、普通饲料 + 蛋黄、普通饲料 + 蛋黄 + 硫酸亚铁三组数据进行正态性检验，得到如图 10-1 所示结果。普通饲料组 $P = 0.200 > 0.05$，普通饲料 + 蛋黄组 $P = 0.108 > 0.05$，普通饲料 + 蛋黄 + 硫酸亚铁组 $P = 0.200 > 0.05$，提示各组的数据均服从正态分布。

2）单击"Analyze"→"Compare Means"→"One-Way ANOVA"，如图 10-2 所示。弹出 One-Way ANOVA 对话框，将变量"红细胞水平[x]"选入"Dependent List"下方的矩形框中，将变量"组别[g]"选入"Factor"下方的矩形框中，如图 10-3 所示。单击"Options"，弹出 One-Way ANOVA：Options 对话框，勾选"Statistics"下方从上往下数的第 3 个方框"Homogeneity of variance test"（方差齐性检验），如图 10-4 所示。单击"Continue"，返回 One-Way ANOVA 对话框。

One-Sample Kolmogorov-Smirnov Test

组别			红细胞水平
普通饲料	N		12
	Normal Parameters[a,b]	Mean	4.3850
		Std. Deviation	.63337
	Most Extreme Differences	Absolute	.164
		Positive	.105
		Negative	-.164
	Test Statistic		.164
	Asymp. Sig. (2-tailed)		.200[c,d]
普通饲料 + 蛋黄	N		12
	Normal Parameters[a,b]	Mean	5.5150
		Std. Deviation	.83555
	Most Extreme Differences	Absolute	.221
		Positive	.221
		Negative	-.124
	Test Statistic		.221
	Asymp. Sig. (2-tailed)		.108[c]
普通饲料 + 蛋黄 + 硫酸亚铁	N		12
	Normal Parameters[a,b]	Mean	7.0742
		Std. Deviation	1.12615
	Most Extreme Differences	Absolute	.117
		Positive	.105
		Negative	-.117
	Test Statistic		.117
	Asymp. Sig. (2-tailed)		.200[c,d]

图 10-1　普通饲料、普通饲料 + 蛋黄、普通饲料 + 蛋黄 + 硫酸亚铁三组数据正态性检验结果

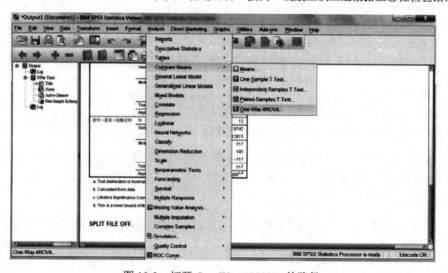

图 10-2　打开 One-Way ANOVA 的路径

单击"Post Hoc",弹出 One-Way ANOVA:Post Hoc Multiple Comparisons 对话框,选择两两比较的检验方法,如果方差齐,选择"Equal Variances Assumed"下方的方法,有 14 种可选,其中最常用的为 LSD 和 S-N-K 法。本例勾选"S-N-K"(q 检验),如图 10-5 所示。如果方差不齐,选择"Equal Variances Not Assumed"下方的方法,有 4 种可选,其中以 Dunnett's C 法较常用。依次单击"Continue""OK",输出分析结果,如图 10-6 所示。

本例单因素方差分析检验结果 $F = 27.724$,$P = 0.000 < 0.05$,按 $\alpha = 0.05$ 水准,拒绝 H_0,接受 H_1,差异有统计学意义,可以认为三种不同饲料喂养大鼠对其红细胞水平的影响不同。因为方差齐性检验 $F = 2.172$,$P = 0.130 > 0.05$,方差齐,所以进一步两两比较选择

S-N-K（q 检验）。结果显示三组中每两组之间差异均有统计学意义（同列的组之间差异无统计学意义，而本例三组互不同列）。

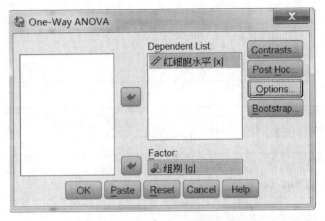

图 10-3　One-Way ANOVA 对话框

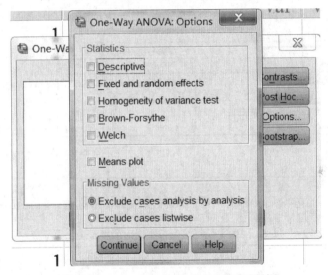

图 10-4　One-Way ANOVA：Options 对话框

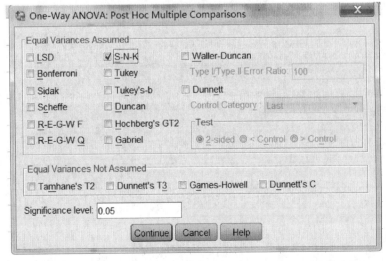

图 10-5　One-Way ANOVA：Post Hoc Multiple Comparisons 对话框

Test of Homogeneity of Variances

红细胞水平

Levene Statistic	df1	df2	Sig.
2.172	2	33	.130

ANOVA

红细胞水平

	Sum of Squares	df	Mean Square	F	Sig.
Between Groups	43.758	2	21.879	27.724	.000
Within Groups	26.042	33	.789		
Total	69.801	35			

Post Hoc Tests

Homogeneous Subsets

红细胞水平

Student-Newman-Keuls[a]

组别	N	Subset for alpha = 0.05		
		1	2	3
普通饲料	12	4.3850		
普通饲料＋蛋黄	12		5.5150	
普通饲料＋蛋黄＋硫酸亚铁	12			7.0742
Sig.		1.000	1.000	1.000

图 10-6　三种不同饲料喂养大鼠对其红细胞水平的影响单因素方差分析结果

（2）随机区组设计（双因素）方差分析。

例 10-2　某工厂 10 名工人 24 h 内不同时间段某生化指标值，测定结果见表 10-4。

表 10-4　某工厂 10 名工人 24 h 内不同时间段某生化指标值　　（单位：g/L）

工人编号	上班前	上班中	下班后
1	1.63	2.55	1.66
2	1.60	2.51	1.26
3	1.15	1.45	1.14
4	1.65	2.32	3.07
5	2.03	2.40	1.93
6	1.40	2.61	1.85
7	0.85	2.40	1.23
8	1.95	2.75	3.72
9	2.32	2.18	3.00
10	1.45	3.20	1.30

试分析 10 名工人上班前、上班中（上班第 2 h）、下班后（下班第 2 h）某生化指标值有无不同。

问题讨论

1）这是什么类型资料？

2）本研究属于什么设计类型？

3）该资料考虑用什么统计分析方法？

4）可用该方法的前提条件是什么？

分析

1）这是一个计量资料。

2）其设计类型为随机区组设计。

3）首先考虑用随机区组设计的方差分析。

4）随机区组设计的方差分析应用的前提条件是各个样本必须分别服从正态分布，所以应分别对三个样本进行正态性检验。

操作步骤

建立并打开数据文件"某厂 10 名工人 24 h 内不同时间段某生化指标值.sav"，设置三个变量"时间段[g]"、"区组[b]"和"某生化指标[x]"。

1）正态性检验：按照实习九例 9-3 的方法对上班前、上班中、下班后三组数据进行正态性检验，得到如图 10-7 所示结果。上班前、上班中、下班后正态性检验的 P 值分别为 0.200、0.200、0.117，均大于 0.05，提示各组的数据均服从正态分布。

One-Sample Kolmogorov-Smirnov Test

时间段			某生化指标
1	N		10
	Normal Parameters[a,b]	Mean	1.6030
		Std. Deviation	.42903
	Most Extreme Differences	Absolute	.156
		Positive	.156
		Negative	-.118
	Test Statistic		.156
	Asymp. Sig. (2-tailed)		.200[c,d]
2	N		10
	Normal Parameters[a,b]	Mean	2.4370
		Std. Deviation	.44532
	Most Extreme Differences	Absolute	.196
		Positive	.149
		Negative	-.196
	Test Statistic		.196
	Asymp. Sig. (2-tailed)		.200[c,d]
3	N		10
	Normal Parameters[a,b]	Mean	2.0160
		Std. Deviation	.91977
	Most Extreme Differences	Absolute	.237
		Positive	.237
		Negative	-.170
	Test Statistic		.237
	Asymp. Sig. (2-tailed)		.117[c]

图 10-7　上班前、上班中、下班后各组数据正态性检验结果

（2）单击"Analyze"→"General Linear Model"→"Univariate"，如图 10-8 所示。弹出 Univariate 对话框，将变量"某生化指标[x]"选入"Dependent Variable"下方的矩形框中，将变量"时间段[g]""区组[b]"选入"Fixed Factor[s]"下方的矩形框中，如图 10-9 所示。单击右上角"Model"，弹出 Univariate：Model 对话框，选中"Custom"，再点击"Build Term（s）Type"下方的矩形框右侧下拉菜单，选中"Main effects"，再将变量时间段"g"、区组"b"选入右侧"Model"下方的矩形框中，如图 10-10 所示。单击"Continue"，返回 Univariate 对话框。

单击"OK"，输出分析结果，如图 10-11 所示。不同时间段对应的 $F = 5.863$，$P = 0.011$，差异有统计学意义；不同区组对应的 $F = 2.141$，$P = 0.081$，差异无统计学意义。因此，可以去掉差异无统计学意义的区组，即返回 Univariate 对话框，将"Fixed Factor（s）"下方矩形框中的"区组[b]"调出，如图 10-12 所示。再单击"OK"，得到分析结果，如图 10-13 所示。

返回 Univariate 对话框，单击右侧"Options"，弹出 Univariate：Options 对话框，将变量时间段"g"选入右侧"Display Means for"下方的矩形框，勾选下方"Display"中的"Homogeneity tests"，单击"Continue"。如图 10-14 所示。

返回 Univariate 对话框，单击右侧"Post Hoc"，弹出 Univariate：Post Hoc Multiple Comparisons for Observed Means 对话框，将"Factor（s）"下方矩形框中的变量时间段"g"选入右侧"Post Hoc Tests for"下方矩形框中，然后选择两两比较的检验方法，如果方差齐，可选择"Equal Variances Assumed"下方的方法。本例勾选"S-N-K"（q 检验）；如果方差不齐，选择"Equal Variances Not Assumed"下方的方法，本例勾选"Tamhane's T2"，如图 10-15 所示。依次单击"Continue""OK"，输出分析结果，如图 10-16 所示。

本例方差分析齐性检验结果 $F = 4.969$，$P = 0.015 < 0.05$，方差不齐，所以进一步两两比较选择 Tamhane's T2 的结果。结果显示上班前和上班中工人的该项生化指标差异有统计学意义（$P = 0.001$），其余组之间差异无统计学意义（上班前和下班后工人的该项生化指标比较 $P = 0.052\ 7$、上班中和下班后工人的该项生化指标比较 $P = 0.051\ 7$）。

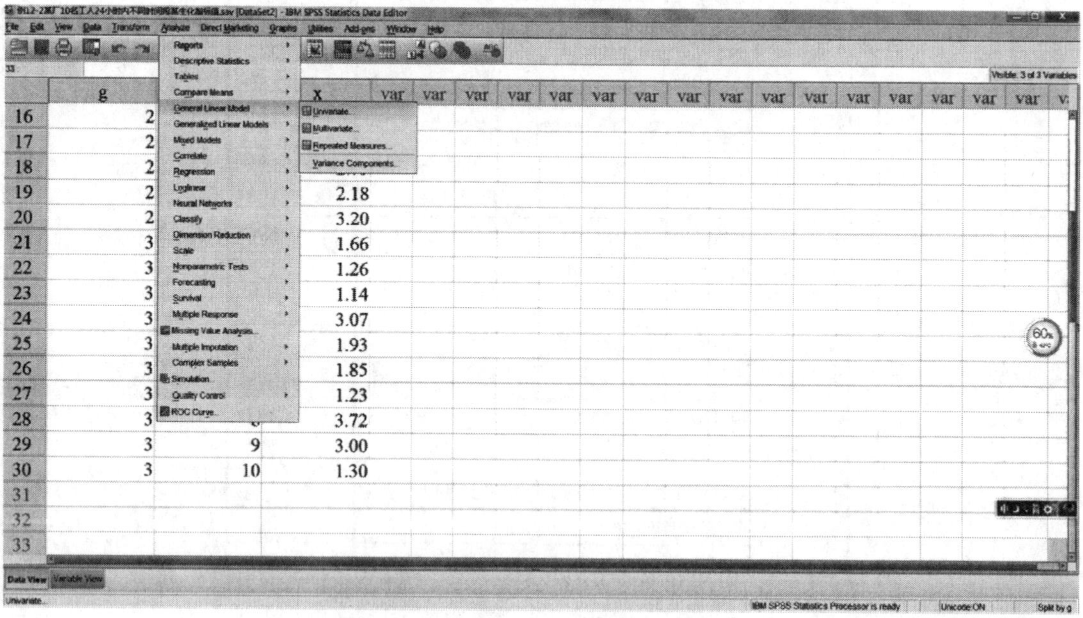

图 10-8　打开 Univariate 的路径

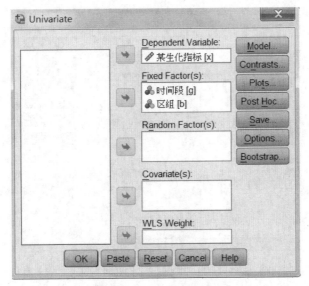

图 10-9　Univariate 对话框

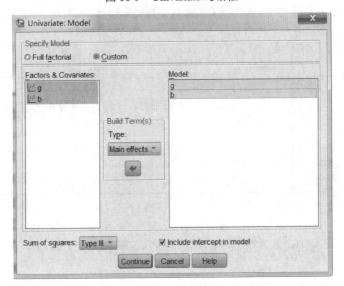

图 10-10　Univariate：Model 对话框

Tests of Between-Subjects Effects

Dependent Variable: 某生化指标

Source	Type III Sum of Squares	df	Mean Square	F	Sig.
Corrected Model	9.194[a]	11	.836	2.818	.025
Intercept	122.250	1	122.250	412.159	.000
g	3.478	2	1.739	5.863	.011
b	5.716	9	.635	2.141	.081
Error	5.339	18	.297		
Total	136.784	30			
Corrected Total	14.533	29			

a. R Squared = .633 (Adjusted R Squared = .408)

图 10-11　变量"时间段[g]""区组[b]"同在的分析结果

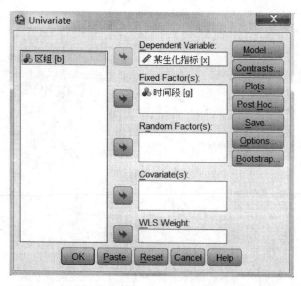

图 10-12　调出差异无统计学意义的变量"区组[b]"

Tests of Between-Subjects Effects

Dependent Variable: 某生化指标

Source	Type III Sum of Squares	df	Mean Square	F	Sig.
Corrected Model	3.478[a]	2	1.739	4.247	.025
Intercept	122.250	1	122.250	298.569	.000
g	3.478	2	1.739	4.247	.025
Error	11.055	27	.409		
Total	136.784	30			
Corrected Total	14.533	29			

a. R Squared = .239 (Adjusted R Squared = .183)

图 10-13　调出差异无统计学意义的变量"区组[b]"后的分析结果

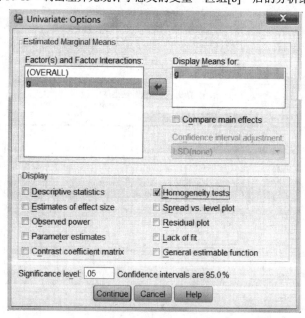

图 10-14　Univariate：Options 对话框-方差齐性检验

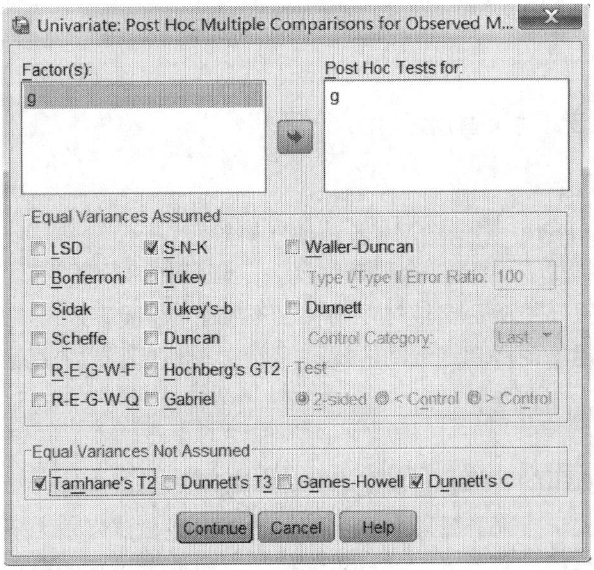

图 10-15　Univariate：Post Hoc Multiple Comparisons for Observed Means 对话框-两两比较

Levene's Test of Equality of Error Variances[a]

Dependent Variable: 某生化指标

F	df1	df2	Sig.
4.969	2	27	.015

Tests the null hypothesis that the error variance of the dependent variable is equal across groups.

a. Design: Intercept + g

Tests of Between-Subjects Effects

Dependent Variable: 某生化指标

Source	Type III Sum of Squares	df	Mean Square	F	Sig.
Corrected Model	3.478[a]	2	1.739	4.247	.025
Intercept	122.250	1	122.250	298.569	.000
g	3.478	2	1.739	4.247	.025
Error	11.055	27	.409		
Total	136.784	30			
Corrected Total	14.533	29			

a. R Squared = .239 (Adjusted R Squared = .183)

Post Hoc Tests

时间段

Multiple Comparisons

Dependent Variable: 某生化指标

	(I)时间段	(J)时间段	Mean Difference (I-J)	Std. Error	Sig.	95% Confidence Interval Lower Bound	95% Confidence Interval Upper Bound
Tamhane	1	2	-.8340*	.19555	.001	-1.3486	-.3194
		3	-.4130	.32094	.527	-1.2940	.4680
	2	1	.8340*	.19555	.001	.3194	1.3486
		3	.4210	.32316	.517	-.4635	1.3055
	3	1	.4130	.32094	.527	-.4680	1.2940
		2	-.4210	.32316	.517	-1.3055	.4635

图 10-16　10 名工人上班前、上班中、下班后某项生化指标两两比较结果

四、思考与判断

1. 方差分析应用应注意哪些问题

（1）方差分析结果解释。

1）方差分析结果 $P>\alpha$，不拒绝 H_0 时，如何解释？

2）方差分析结果 $P<\alpha$，拒绝 H_0，接受 H_1，又应该如何解释？

（2）多个样本均数间的两两比较时，为什么不能用 t 检验？

（3）方差分析可用于两样本均数间的比较吗？它与 t 检验有何联系？

2. 判断下列说法是否正确

（1）单因素方差分析的备择假设就是各样本均数不等或不全等。（　　）

（2）方差分析时要求方差齐性即要求比较的样本来自总体方差无统计学差异。（　　）

（3）单因素方差分析与双因素方差分析都属于对单变量进行的分析。（　　）

（4）单因素方差分析中，必然有 $MS_总 = MS_{组间} + MS_{组内}$。（　　）

（5）完全随机设计方差分析中组间的 SS 不会小于组内的 SS。（　　）

（6）完全随机设计方差分析中的组内均方反映的是某处理因素的作用。（　　）

（7）F 分布是一种偏态分布，因此作假设检验时无单、双侧之分。（　　）

（8）多个样本均数比较时，若这些样本所在的总体方差不齐，则不能用方差分析。（　　）

（9）两个样本均数的比较只能用 t 检验，而多于两个的样本均数比较才能用方差分析。（　　）

（10）单因素方差分析中，造成各组均数不等的原因主要是随机测量误差。（　　）

五、练习题

（1）某职业病防治所对 30 名矿工分别测定血清铜蓝蛋白含量（单位：μmol/L），资料如下（表10-5）。问各期血清铜蓝蛋白含量的测定结果有无差别？若有差别，进行均数间的多重比较。

表 10-5　血清铜蓝蛋白含量　　　　　　　　　　　　　　单位：μmol/L

0 期	0～Ⅰ 期	Ⅰ 期
8.0	8.5	11.3
9.0	4.3	7.0
5.8	11.0	9.5
6.3	9.0	8.5
5.4	6.7	9.6
8.5	10.5	10.8
5.6	9.0	9.0
5.4	7.7	12.6
5.5	7.7	13.9
7.2		6.5
5.6		

（2）某研究者为比较 3 种抗癌药物对小白鼠肉瘤抑瘤效果，先将 15 只染有肉瘤小白鼠按体重大小配成 5 个区组，每个区组内 3 只小白鼠随机接受 3 种抗癌药物，以肉瘤的重量为指标，实验结果见表 10-6。问 3 种不同的药物的抑瘤效果有无差别？

表 10-6　不同药物作用后小白鼠肉瘤重量　　　　　　　　（单位：g）

区组	A 药	B 药	C 药
1	0.82	0.65	0.51
2	0.73	0.54	0.23
3	0.43	0.34	0.28
4	0.41	0.21	0.31
5	0.68	0.43	0.24

实习十一 计数资料的统计描述

一、目的要求

（1）掌握医学上常用的几种相对指标的意义和应用范围。

（2）懂得运用率的标准化法可消除两组资料内部构成不同的影响，以利于客观分析。

二、解题思路

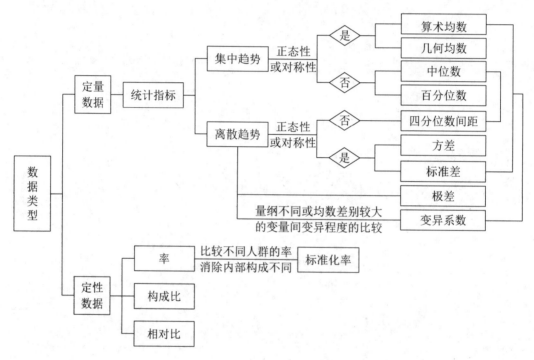

三、实习内容

1. 分类变量概念

分类变量其变量值是定性的，表现为互不相容的类别或属性。其特点是变量值呈离散型分布，没有度量衡的单位，分类变量可分为二分类和多分类，其中多分类变量又可分为以下两类。

（1）无序多分类变量：即各类别之间无程度或等级的差别，各类别间有明确的界限，如职业、性别、血型的分类等。

（2）有序多分类变量：各类别间有程度或等级的差异，又称等级变量或半定量变量，但又不像定量变量那样准确，如疗效可分为无效、好转、显效、痊愈等。

2. 相对数的概念

两个有关联的数值之比。

3. 相对数的作用

（1）说明事件发生的强度或比例。

（2）便于资料间的相互比较。

4. 相对数的分类

常用的相对数可以分为三种：率、构成比、相对比。

5. 相对数应用的注意事项

（1）计算相对数时，观察单位数不能太少，尤其是分母不能太小。

（2）率和构成比不能混用。两者的不同点见表 11-1。

表 11-1　率和构成比的不同

不同点	率	构成比
作用	说明某事件发生的频率或强度	说明事物内部某一构成部分占全体的比例或比重
比例基数	100%，1 000‰，万/万，10 万/10 万	100%
特点	各分率不能直接相加；平均率不是各分率的平均值	各构成比可相加，其和为 1 或 100%；受内部构成的影响

（3）相对数相互比较时应注意其可比性。

①研究对象是否同质，研究方法是否统一，观察时间是否一致，客观环境和影响因素是否相当；②当比较两组或两组以上的总率（平均率）时，要考虑各分率的内部构成是否相同，否则要经过标准化，才能得出正确结论；③样本率与样本率、样本率与总体率比较时也要进行假设检验。样本率与样本均数一样，也存在抽样误差，因此也需要通过假设检验来判断样本率与样本率、样本率与总体率的差异是否由抽样误差引起。

6. 关于标准化

（1）率的标准化概念：把两个或两个以上内部构成不同的总率统一到同一水平（或标准水平），然后再进行比较的方法即率的标准化法。由标准化法计算的率称标准化率（或调整率），简称标化率。

率的标准化的意义是消除内部构成不同的影响，便于合理比较。

（2）标准化的方法。

1）直接法：已知对比的资料各组的分率时可选用直接法。常用的计算方法为标准人口数法与标准人口构成法。

2）间接法：缺乏对比资料各组的分率，仅知道各组的观察例数和对比资料的总发生例数时，可用间接法。

（3）选择标准的原则。

1）尽可能选择有代表性的、内部构成相对稳定、数量较大的人群作标准，如全国人口普查资料、各省市区人口普查资料作标准。

2）选择对比资料之和为标准。

3）选择对比资料之一为标准。

（4）标准化率的计算。

1）标准化率的计算——直接法计算公式。

a. 按标准人口数计算标准化率的公式：

$$p' = \left(\sum N_i p_i\right)/N$$

b. 按标准人口构成计算标准化率的公式：

$$p' = \sum (N_i / N) p_i$$

2）标准化率的计算——间接法计算公式：

$$p' = P\frac{r}{\sum n_i p_i}$$

（5）标准化率应用注意事项。

1）标准化率的大小与标准化率计算方法（直接法、间接法）有关；与选择标准的方法也有关。两组资料进行标准化率比较时，由于选择的方法不同，或者选择的标准不同，其标准化率的大小是不一样的，但对比的结论趋势是一致的。

2）标准化的目的主要是便于资料间的合理比较。标准化率已不代表对比率的实际情况，而仅反映对比率间的相对水平。因此报告结果时应同时报告原率、标准化法所用的标准及标准化率。

3）必要时标准化率也需要做假设检验。

7. 计数资料统计描述指标的 SPSS 软件实现

由于 SPSS 软件计算计数资料统计描述指标并无优势，故建议直接在 Excel 中进行即可。

四、思考与判断

（1）某工厂在职员工健康状况报告中写道："在 946 名工人中，患慢性病的有 274 名，其中女性 219 名，占 80%；男性 55 名，占 20%，所以女性易患慢性病，应加强对妇女的劳动保护。"你认为是否正确？为什么？

（2）比较两地肺癌死亡率，如果两地的粗死亡率相同，就不必标化。正确吗？为什么？

（3）比较两地同性别婴儿死亡率时，不需要标准化，可以直接比较。正确吗？为什么？

（4）某医师对不同原发病应用磺胺药过敏人数分析得下述资料，见表 11-2。

表 11-2　不同原发病应用磺胺药过敏人数

上呼吸道感染	发热	外伤	皮炎	牙痛	咽炎	腹泻	头痛	其他	合计
59	41	35	29	12	11	9	5	32	233

可不可以说：这批应用磺胺药过敏者多数是上呼吸道感染、发热、外伤、皮炎和腹泻患者，因为这些病都是常见病，所以应用磺胺药的机会多，容易过敏。

（5）某医院门诊沙眼病例分析中收集了下述资料，见表 11-3。该资料能否说明 20～岁组患病程度最严重？20～岁组以后随年龄增长患病率逐渐下降，你同意吗？说明理由。

表 11-3　某年某医院不同年龄组沙眼患病资料统计

项目	年龄/岁								合计
	0～	9～	20～	30～	40～	50～	60～	70～	
例数	47	198	330	198	128	80	38	8	1 027
比例/%	4.6	19.3	32.1	19.3	12.4	7.8	3.7	0.8	100.0

（6）某地流行性出血热情况见表 11-4。

表 11-4　1993～1996 年某地流行性出血热发病统计

年份	发病数	病死数	病死率/%
1993	18	2	11.1
1994	114	11	9.6
1995	153	10	6.5
1996	248	8	3.2
合计	533	31	30.4

根据上表数据能否做出下列结论？为什么？

1）该地历年总病死率为 30.4%，对否，如不对，请修改。

2）历年以 1993 年为最高，病死率为 11.1%。

3）流行性出血热呈逐年下降趋势。

（7）据下述资料，见表 11-5，"锑剂短程疗法治疗血吸虫病病例的临床分析"一文认为"其中 10～20 岁死亡率最高，其次为 21～30 岁组"，正确吗？为什么？

表 11-5　锑剂治疗后死亡者年龄分布

性别	≤10 岁	10～20 岁	21～30 岁	31～40 岁	41～50 岁	51～60 岁	合计
男	3	11	4	5	1	5	29
女	3	7	6	3	2	1	22
合计	6	18	10	8	3	6	51

（8）某地某年肿瘤死亡资料分析见表 11-6。

表 11-6　某地某年肿瘤死亡资料分析

年龄/岁	人口数	死亡总数	肿瘤死亡数	肿瘤死亡构成比/%
0～	82 920	138	4	2.9
20～	46 639	63	12	19.0
40～	28 161	172	42	24.4
60～	9 370	342	32	9.4
合计	167 090	715	90	12.6

就表 11-6 中资料而言，各年龄组间比较，下述说法中，哪些是对的？

1）40～50 岁的人死于肿瘤的概率高于其他年龄段。

2）40～50 岁死于肿瘤的概率高于其他年龄段，60 岁以上次之。

3）40～50 岁死于肿瘤的概率高于其他年龄段，20～40 岁次之。

4）因肿瘤而死亡，40～50 岁年龄段的人最多。

（9）现有两年疟疾发病情况资料见表 11-7。

表 11-7　两年疟疾发病情况资料对比

病种	1956 年		1955 年	
	发病人数	比例/%	发病人数	比例/%
恶性疟	68	70	21	42
间日疟	12	12	12	24
三日疟	17	18	17	34
合计	97	100	50	100

据上述数据能否说：

1）1956 年和 1955 年相比，恶性疟发病少了，间日疟、三日疟发病多了。

2）1956 年和 1955 年相比，恶性疟发病少了，其余不变。

（10）是非题。

1）若甲地老年人的构成比标准组的老年人大，那么甲地标准化后的食管癌死亡率比原来高。（　　）

2）比较两地胃癌死亡率，如果两地粗的胃癌死亡率一样，就不必标准化。（　　）

3）同一地方 30 年来肺癌死亡率比较，要研究是否肺癌致病因子在增强，应该用同一标准人口对 30 年来的肺癌死亡率分别作标准化。（　　）

4）某地 1956 年婴儿死亡人数中死于肺炎者占总数的 16%，1976 年则占 18%，故可认为 20 年来该地对婴儿肺炎的防治效果不明显。（　　）

5）相互比较多组资料的标准化率，应选用同一标准。（　　）

6）若两地人口的性别、年龄构成差别很大，即使某病发病率与性别、年龄无关，比较两地该病总发病率时，也应考虑标准化的问题。（　　）

7）计算率的平均值的方法是将各个率直接相加来求平均值。（　　）

8）某年龄组占全部死亡比例，1980 年为 11.2%，1983 年为 16.8%，故此年龄组的死亡危险增加。（　　）

9）比较两地的同性别婴儿死亡率时（诊断指标一致），不需要标准化，可直接比较。（　　）

10）医院中患者出院资料可以用来计算病死率。（　　）

五、练习题

（1）某地某年肿瘤普查资料整理见表 11-8，据上述资料：

1）填补空白。

2）分析讨论哪个年龄组患肿瘤率最高？哪个年龄组患者最多？

表 11-8　某地某年肿瘤普查资料分析

年龄/岁	人口数	肿瘤患者数	构成比/%	患病率/(1/万)
0～	633 000	19	（　　）	（　　）
30～	570 000	171	（　　）	（　　）
40～	374 000	486	（　　）	（　　）
50～	143 000	574	（　　）	（　　）
60 及以上	30 250	242	（　　）	（　　）
合计	1 750 250	1 492	（　　）	（　　）

（2）某县 1998 年各种传染病死亡情况分析见表 11-9，试计算各死因死亡率及构成比，该县 1998 年平均人口数为 1 708 683 人。

表 11-9　某县 1998 年各种传染病死亡情况分析

疾病	患者死亡数	构成比/%	死亡率/(1/10 万)
肺结核	183	（　　）	（　　）
血吸虫病	141	（　　）	（　　）
慢性肝炎	116	（　　）	（　　）
其他结核病	7	（　　）	（　　）
乙型脑炎	4	（　　）	（　　）
流行性脑脊髓膜炎	3	（　　）	（　　）

（3）今有两种方法治疗某疾病的资料，见表 11-10，试用直接法计算标化率后，比较两种治疗方法的治愈率高低。

表 11-10　甲、乙两种疗法治疗某病的治愈率比较

病型	甲疗法			乙疗法		
	患者数	治愈数	治愈率/%	患者数	治愈数	治愈率/%
普通型	300	180	60.0	100	65	65.0
重型	100	35	35.0	300	125	41.7
合计	400	215	53.8	400	190	47.5

实习十二　计数资料的统计推断

一、目的要求

（1）掌握率的标准误的含义、计算及总体率区间估计的方法。

（2）掌握计数资料常用的 u 检验及 χ^2 检验的适用条件、方法步骤，能对计算结果做统计结论。

二、解题思路

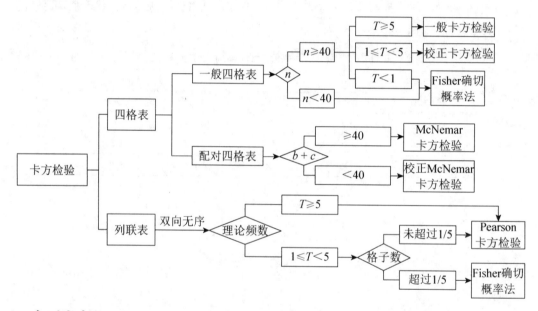

三、实习内容

1. 率的标准误

由抽样造成的样本率和总体率之差异称为率的抽样误差。所有可能的含量为 n 的样本率构成变量为 P 的总体，称为样本率总体。数理统计证明，含量为 n 的样本率的总体（P）的均数为 π，标准差为

$$\sigma_P = \sqrt{\frac{\pi(1-\pi)}{n}}$$

率的标准差也称为率的标准误，σ_P 表示率的总体标准误。率的标准误是描述率的抽样误差的统计指标（变异指标），反映含量相同的样本率的离散趋势或变异程度。率的标准误越大，样本率的波动程度越大，抽样误差也越大。

由率的标准误公式可见，要减少率的抽样误差，只有加大样本含量。

实际应用中，当不知道总体率 π 时，可用样本率 P 为其点估计值，用率的样本标准误 S_P，作为率的总体标准误 σ_P 的点估计值

$$S_P = \sqrt{\frac{P(1-P)}{n}}$$

2. 总体率的区间估计

（1）正态近似法：条件为样本的某类个体数（$x \geqslant 5$）和非某类个体数（$n-x \geqslant 5$），只要 P 不接近 0 或 1，n 较大即可，$u = \dfrac{P-\pi}{S_P}$。

总体率 π 的 $1-\alpha$ 可信区间为

$$P \pm u_\alpha S_P$$

（2）二项分布法：条件为 $x < 5$ 或 $n-x < 5$ 时，查有关统计学书上的专用可信区间表。

（3）两个总体率差别的区间估计。

当两个样本同时满足正态近似条件时，两个总体率差别的 $1-\alpha$ 可信区间为

$$(P_1 - P_2) \pm u_\alpha S_{P_1-P_2}$$

式中：$S_{P_1-P_2}$ 称为两样本率差数的样本标准误差。可通过下列计算

$$S_{P_1-P_2} = \sqrt{\frac{P_1(1-P_1)}{n_1} + \frac{P_2(1-P_2)}{n_2}}$$

$$u = \frac{|P_1 - P_2|}{S_{P_1-P_2}}$$

可用两个总体率差别的区间估计来间接达到两个总体率差别的双侧假设检验的目的。

3. 计数资料的 χ^2 检验

（1）χ^2 检验（卡方检验）是一种用途较广的计数资料的假设检验方法，可推断两个或两个以上两类构成总体的总体率或构成比的差别，还可推断两个或两个以上多类构成总体的构成比的差别等。

（2）χ^2 检验的基本思想：χ^2 检验所用的统计量 χ^2 值，其基本公式为

$$\chi^2 = \sum \frac{(A-T)^2}{T}$$

式中：A 为实际频数（四格表资料中以 a，b，c，d 或 A_{11}，A_{12}，A_{21}，A_{22} 表示）；T 为理论频数（它是根据检验假设确定的，可通过 $T_r = \dfrac{n_R n_C}{n}$ 算出）。

可见，χ^2 值反映了实际频数和理论频数吻合的程度。如果无效假设成立，则实际频数与理论频数之差一般不会很大，即出现大的 χ^2 值的概率 P 是很小的，若 $P \leqslant a$，就拒绝 H_0，接受 H_1；若 $P > a$，则没有理由拒绝 H_0。χ^2 值与 P 值的对应关系可查 χ^2 界值表。

χ^2 分布原是数理统计导出的连续变量的分布，只有一个参数，即自由度 v，对于行×列表，有 $v = (R-1)(C-1)$。由此不难算出四格表 χ^2 自由度 $v = (2-1)(2-1) = 1$。

（3）χ^2 检验的基本类型。

1）四格表资料的 χ^2 检验。

当 $n \geqslant 40$ 且所有 $T \geqslant 5$ 时，可利用基本公式 $\chi^2 = \sum \dfrac{(A-T)^2}{T}$，或专用公式：

$$\chi^2 = \frac{(ad-bc)^2 n}{(a+b)(c+d)(a+c)(b+d)}$$

当 $n \geqslant 40$ 且有 $1 \leqslant T < 5$ 但无 $T < 1$ 时，可利用校正公式：

$$\chi^2 = \sum \frac{(|A-T|-0.5)^2}{T} \quad \text{或} \quad \chi^2 = \frac{\left(|ad-bc|-\dfrac{n}{2}\right)^2 n}{(a+b)(c+d)(a+c)(b+d)}$$

当 $n < 40$ 或 $T < 1$ 时，用 Fisher 确切概率法。

2）配对四格表资料的 χ^2 检验。

当 $b + c \geqslant 40$ 时，有

$$\chi^2 = \frac{(b-c)^2}{b+c}$$

当 $b + c < 40$ 时，需用校正公式：

$$\chi^2 = \frac{(|b-c|-1)^2}{b+c}$$

3）行×列表（$R \times C$ 列联表）资料的 χ^2 检验为

$$\chi^2 = n\left(\sum \frac{A^2}{n_R n_C} - 1\right), \quad v = (R-1)(C-1)$$

也可用基本公式。

注意：如果 1/5 及以上的格子 $T < 5$，或 $T < 1$ 时，那么应该使 $T < 5$ 的格子与相邻组合并以增加理论频数，达到 1/5 格子以下 $T < 5$ 时，且应注意并组时的合理性。

4. χ^2 检验的 SPSS 软件实现

例 12-1 为观察亚硝胺诱癌效果，在大白鼠诱发鼻咽癌的动物试验中，将 110 只裸鼠随机分为两组，一组单用亚硝胺，另一组做对照组，试验结果见表 12-1，问两组诱癌率有无差别？

表 12-1　亚硝胺诱癌裸鼠试验结果

动物分组	发癌数	未发癌数	合计	诱癌率/%
亚硝胺组	50	18	68	73.5
对照组	12	30	42	28.6
合计	62	48	110	56.4

问题讨论

（1）本案例是什么类型资料？

（2）本研究属于什么设计类型？

（3）该资料考虑用什么统计分析方法？

（4）该方法需要考虑哪些条件？

分析

（1）该资料属于计数资料。

（2）该设计类型属于完全随机设计。

（3）考虑用四格表资料的 χ^2 检验。

（4）当 $n \geqslant 40$ 且任一格的 $T \geqslant 5$ 时，用四格表资料的 χ^2 检验的基本公式或专用公式；

当 $n \geq 40$ 且有 $1 \leq T < 5$ 但无 $T < 1$ 时，用四格表资料的 χ^2 检验的校正公式；当 $n < 40$ 或 $T < 1$ 时，用 Fisher 确切概率法。

操作步骤

（1）建立并打开数据文件"亚硝胺诱癌裸鼠试验结果.sav"。

（2）对"频数[f]"变量进行加权：单击菜单"Data"→"Weight Cases"，如图 12-1 所示。弹出 Weight Cases 对话框，选中"Weight cases by"并把"频数[f]"变量选入"Frequency Variable"下面的矩形框内，单击"OK"，如图 12-2 所示。

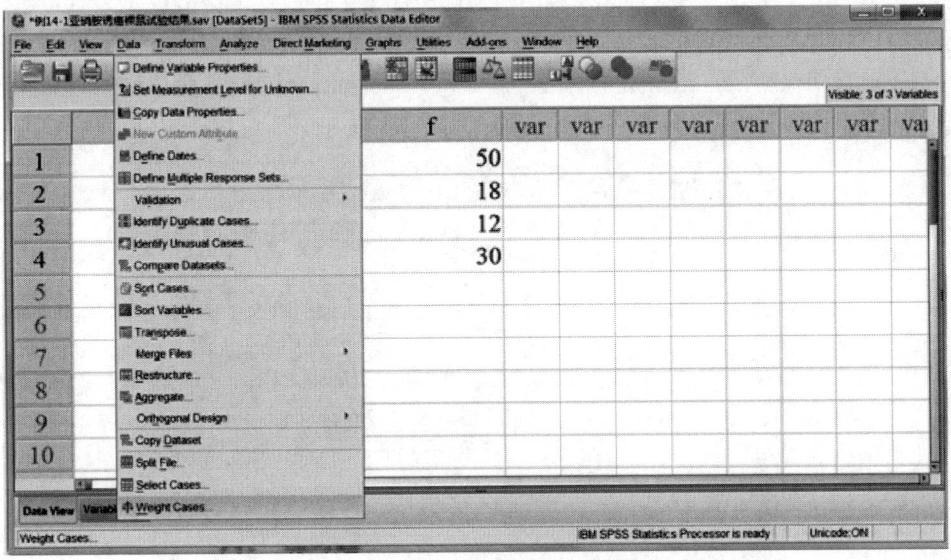

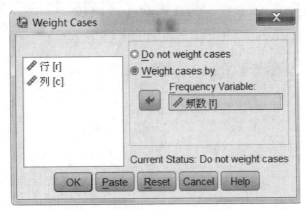

图 12-1 打开 Weight Cases 的路径

图 12-2 Weight Cases 对话框

（3）单击"Analyze"→"Descriptive Statistics"→"Crosstabs"，弹出 Crosstabs 对话框，然后选中"行[r]"变量放入"Row（s）"下面的矩形框内，选中"列[c]"变量放入"Column（s）"下面的矩形框内，如图 12-3 所示。

单击"Statistics"，弹出 Crosstabs：Statistics 对话框，选中左上角的"Chi-square"，单击"Continue"，如图 12-4 所示。

单击 Crosstabs 对话框中右侧"Cells"，弹出 Crosstabs：Cell Display 对话框，选中左下角的"Row"，如图 12-5 所示。

依次单击"Continue""OK"，输出分析结果，如图 12-6 所示。

解读分析结果时首先要看最下方的"a.0 cells（0.0%）have expected count less than 5. The minimum expected count is 18.33."，这里告诉我们"0 个格子的理论频数小于 5，最小的理论频数是 18.33"，又有 $n=110$，也就是说本例满足"$n\geqslant40$ 且所有 $T\geqslant5$ 时，用四格表资料的 χ^2 检验的基本公式或专用公式"，在结果中对应的就是"Pearson Chi-Square"所在行的数据：$\chi^2=21.337$，$P=0.000<0.05$，按 $\alpha=0.05$ 水准，拒绝 H_0，接受 H_1，差异有统计学意义，可以认为两组诱癌率有差别，亚硝胺组诱癌率（73.5%）高于对照组（28.6%）。

此外，$n\geqslant40$ 且有 $1\leqslant T<5$ 但无 $T<1$ 时，用四格表资料的 χ^2 检验的校正公式，在结果中对应的就是"Continuity Correction[b]"所在行的数据（如例 12-2，图 12-7）；当 $n<40$ 或 $T<1$ 时，用 Fisher 确切概率法，在结果中对应的就是"Fisher's Exact Test"所在行的数据（此时已不属于 χ^2 检验，故无 χ^2 值，只有 P 值，如例 12-3，图 12-8）。

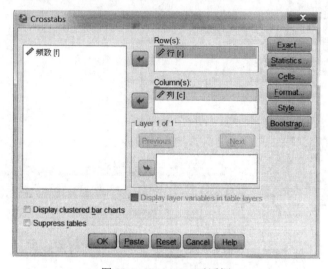

图 12-3　Crosstabs 对话框

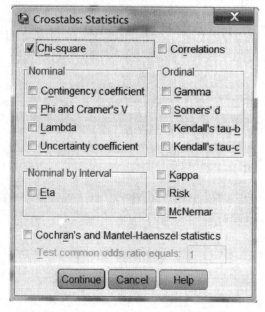

图 12-4　Crosstabs：Statistics 对话框

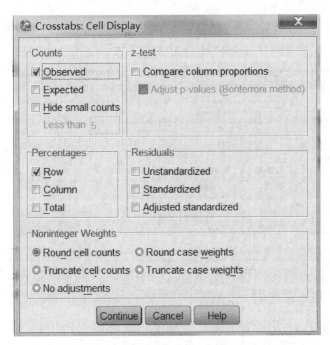

图 12-5　Crosstabs：Cell Display 对话框

Case Processing Summary

	Cases					
	Valid		Missing		Total	
	N	Percent	N	Percent	N	Percent
行 * 列	110	100.0%	0	0.0%	110	100.0%

行 * 列 Crosstabulation

			列		
			1	2	Total
行	1	Count	50	18	68
		% within 行	73.5%	26.5%	100.0%
	2	Count	12	30	42
		% within 行	28.6%	71.4%	100.0%
Total		Count	62	48	110
		% within 行	56.4%	43.6%	100.0%

Chi-Square Tests

	Value	df	Asymp. Sig. (2-sided)	Exact Sig. (2-sided)	Exact Sig. (1-sided)
Pearson Chi-Square	21.337[a]	1	.000		
Continuity Correction[b]	19.548	1	.000		
Likelihood Ratio	21.854	1	.000		
Fisher's Exact Test				.000	.000
Linear-by-Linear Association	21.143	1	.000		
N of Valid Cases	110				

a. 0 cells (0.0%) have expected count less than 5. The minimum expected count is 18.33.

b. Computed only for a 2x2 table

图 12-6　亚硝胺诱癌裸鼠试验四格表资料的 χ^2 检验结果（$\chi^2 = 21.337$，$P = 0.000$）

Case Processing Summary

	Cases					
	Valid		Missing		Total	
	N	Percent	N	Percent	N	Percent
行*列	73	100.0%	0	0.0%	73	100.0%

行*列 Crosstabulation

			列		Total
			1	2	
行	1	Count	29	6	35
		% within 行	82.9%	17.1%	100.0%
	2	Count	35	3	38
		% within 行	92.1%	7.9%	100.0%
Total		Count	64	9	73
		% within 行	87.7%	12.3%	100.0%

Chi-Square Tests

	Value	df	Asymp. Sig. (2-sided)	Exact Sig. (2-sided)	Exact Sig. (1-sided)
Pearson Chi-Square	1.442[a]	1	.230		
Continuity Correction[b]	.713	1	.398		
Likelihood Ratio	1.459	1	.227		
Fisher's Exact Test				.296	.200
Linear-by-Linear Association	1.422	1	.233		
N of Valid Cases	73				

a. 2 cells (50.0%) have expected count less than 5. The minimum expected count is 4.32.

b. Computed only for a 2x2 table

图 12-7 不同疗法治疗小儿单纯性消化不良四格表资料的 χ^2 检验结果 （$\chi^2 = 0.713$，$P = 0.398$）

Case Processing Summary

	Cases					
	Valid		Missing		Total	
	N	Percent	N	Percent	N	Percent
行*列	25	100.0%	0	0.0%	25	100.0%

行*列 Crosstabulation

			列		Total
			1	2	
行	1	Count	4	11	15
		% within 行	26.7%	73.3%	100.0%
	2	Count	0	10	10
		% within 行	0.0%	100.0%	100.0%
Total		Count	4	21	25
		% within 行	16.0%	84.0%	100.0%

Chi-Square Tests

	Value	df	Asymp. Sig. (2-sided)	Exact Sig. (2-sided)	Exact Sig. (1-sided)
Pearson Chi-Square	3.175[a]	1	.075		
Continuity Correction[b]	1.500	1	.221		
Likelihood Ratio	4.586	1	.032		
Fisher's Exact Test				.125	.108
Linear-by-Linear Association	3.048	1	.081		
N of Valid Cases	25				

a. 2 cells (50.0%) have expected count less than 5. The minimum expected count is 1.60.

b. Computed only for a 2x2 table

图 12-8 化合物诱癌试验精确概率法检验结果 （$P = 0.125$）

例 12-2 根据资料,试比较不同疗法治疗小儿单纯性消化不良效果有无差别,见表 12-2。

表 12-2 不同疗法治疗小儿单纯性消化不良效果

疗法	例数	痊愈数
甲法	35	29
乙法	38	35
合计	73	64

例 12-3 某学者用某化合物进行肿瘤诱发试验,实验结果见表 12-3,实验组小白鼠中 4 只发生癌变,对照组 10 只小白鼠中无一只发生癌变,两组癌变率有无差别?

表 12-3 化合物诱癌试验结果

分组	发癌数	未发癌数	合计
实验组	4	11	15
对照组	0	10	10
合计	4	21	25

例 12-4 为研究两种培养某种细菌方法的效果,分别用两种培养方法对 100 份乳制品做某种细菌培养,培养结果见表 12-4,问两种培养方法培养效果有无差别?

表 12-4 两种方法培养某种细菌结果

乳胶凝集	常规培养		合计
	+	−	
+	30	18	48
−	35	17	52
合计	65	35	100

问题讨论

(1) 这是什么类型资料?

(2) 本研究属于什么设计类型?

(3) 该资料考虑用什么统计分析方法?

(4) 该方法需要考虑哪些条件?

分析

(1) 该资料属于计数资料。

(2) 该设计类型属于配对设计。

(3) 考虑用配对四格表资料的 χ^2 检验。

(4) 当 $b+c \geqslant 40$ 时,用配对四格表资料的 χ^2 检验的专用公式;当 $b+c < 40$ 时,用配对四格表资料的 χ^2 检验的校正公式。虽然如此,但是在 SPSS 软件中配对四格表资料的 χ^2 检验并无这种区分,结果都是一样的。

操作步骤

（1）建立并打开数据文件"两种方法培养某种细菌结果.sav"。

（2）对"频数[f]"变量进行加权：操作步骤同图 12-2。

（3）打开 Crosstabs 对话框：操作步骤同图 12-3。

单击"Statistics"，弹出 Crosstabs：Statistics 对话框，选中右下角的"McNemar"，单击"Continue"，如图 12-9 所示。

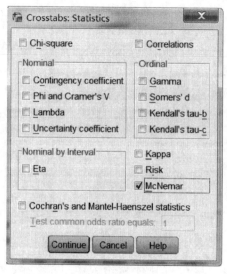

图 12-9　Crosstabs：Statistics 对话框

单击"Cells"，弹出 Crosstabs：Cell Display 对话框，选中左下角的"Row""Column"，如图 12-5 所示。

依次单击"Continue""OK"，输出分析结果，如图 12-10 所示。

Case Processing Summary

	Cases					
	Valid		Missing		Total	
	N	Percent	N	Percent	N	Percent
行*列	100	100.0%	0	0.0%	100	100.0%

行*列 Crosstabulation

			列		Total
			1	2	
行	1	Count	30	18	48
		% within 行	62.5%	37.5%	100.0%
		% within 列	46.2%	51.4%	48.0%
	2	Count	35	17	52
		% within 行	67.3%	32.7%	100.0%
		% within 列	53.8%	48.6%	52.0%
Total		Count	65	35	100
		% within 行	65.0%	35.0%	100.0%
		% within 列	100.0%	100.0%	100.0%

Chi-Square Tests

	Value	Exact Sig. (2-sided)
McNemar Test		.027[a]
N of Valid Cases	100	

图 12-10　两种方法培养某种细菌结果（$P = 0.027$）

$P = 0.027 < 0.05$，按 $\alpha = 0.05$ 水准，拒绝 H_0，接受 H_1，差异有统计学意义，可以认为两种培养方法培养效果有差别。

例 12-5 某中小学生近视眼矫治措施评价研究，观察三种方法对近视眼矫治的近期效果，获得资料情况见表 12-5，问三种矫治近视眼方法近期效果有无差别？

表 12-5 三种矫治近视眼方法近期效果

矫治方法	无效	有效	合计	近期有效率/%
眼保健操	46	15	61	24.6
新疗法	35	6	41	14.6
夏天无眼药水	113	59	172	34.3
合计	194	80	274	29.2

问题讨论

（1）这是什么类型资料？

（2）本研究属于什么设计类型？

（3）该资料考虑用什么统计分析方法？

（4）该方法需要考虑哪些条件？

分析

（1）该资料属于计数资料。

（2）该设计类型属于完全随机设计。

（3）考虑用行×列表（$R \times C$ 列联表）资料的 χ^2 检验。

（4）各个格子的理论频数不能小于 1，并且 $1 \leqslant T < 5$ 的格子数不宜超过格子总数的 1/5。若出现前述情况，解决办法请参考配套教材。

操作步骤

（1）建立并打开数据文件"三种矫治近视眼方法近期效果.sav"。

（2）后续操作与例 12-1 完全相同，请参考图 12-1～图 12-6 所示。本例分析结果如图 12-11 所示。

解读分析结果时首先要看最下方的"a.0 cells（0.0%）have expected count less than 5. The minimum expected count is 11.97."，这里告诉我们"0 个格子的理论频数小于 5，最小的理论频数是 11.97"，也就是说本例满足"各个格子的理论频数不能小于 1，并且 $1 \leqslant T < 5$ 的格子数不宜超过格子总数的 1/5"，在结果中对应的就是"Pearson Chi-Square"所在行的数据：$\chi^2 = 7.001$，$P = 0.030 < 0.05$，按 $\alpha = 0.05$ 水准，拒绝 H_0，接受 H_1，差异有统计学意义，可以认为三种矫治近视眼方法近期效果有差别。

但此时尚不清楚三种矫治近视眼方法近期效果是两两之间都有差别还是只有其中两个组有差别或其他情况。为进一步解决前述问题，需要进行多个样本率的多重比较。

（3）多个样本率间的多重比较，即多个样本率比较的 χ^2 分割法。此时通常有两种情况：第一种是多个实验组间的两两比较——分析目的为 k 个实验组间任意两个组均进行比较（类似单因素方差分析结果差异有统计学意义之后做的 q 检验），此时检验水准不再是原来的 α，而是变为 $\alpha' = 2\alpha/[k(k-1)]$；第二种是各个实验组与同一个对照组比较——分析目的为各个实验组与同一个对照组比较，而各个实验组之间不做比较，此时检验水准变为 $\alpha' = \alpha/(k-1)$，k 为组数。本例

Case Processing Summary

	Cases					
	Valid		Missing		Total	
	N	Percent	N	Percent	N	Percent
行 * 列	274	100.0%	0	0.0%	274	100.0%

行 * 列 Crosstabulation

			列		Total
			1	2	
行	1	Count	15	46	61
		% within 行	24.6%	75.4%	100.0%
	2	Count	6	35	41
		% within 行	14.6%	85.4%	100.0%
	3	Count	59	113	172
		% within 行	34.3%	65.7%	100.0%
Total		Count	80	194	274
		% within 行	29.2%	70.8%	100.0%

Chi-Square Tests

	Value	df	Asymp. Sig. (2-sided)
Pearson Chi-Square	7.001[a]	2	.030
Likelihood Ratio	7.554	2	.023
Linear-by-Linear Association	3.444	1	.063
N of Valid Cases	274		

a. 0 cells (0.0%) have expected count less than 5. The minimum expected count is 11.97.

图 12-11　三种矫治近视眼方法近期效果行×列表资料的 χ^2 检验结果（$\chi^2 = 7.001$，$P = 0.030$）

如果把三种矫治近视眼方法都当作实验组，则按第一种情况处理：$\alpha' = 2 \times 0.05/[3 \times (3-1)] = 0.017$。如果把眼保健操方法都当作对照组，其余两种方法当作实验组，则按第二种情况处理：$\alpha' = 0.05/(3-1) = 0.025$。

以按第一种情况处理为例进行多个样本率间的多重比较：

单击"Data"→"Select Cases"，打开 Select Cases 对话框，如图 12-12 所示。选中"If condition is satisfied"，单击其下的"If"，弹出 Select Cases：If 对话框，选中"行[r]"变量放入右侧的矩形框内，构建表达式"r = 1|r = 2"，依次单击"Continue""OK"，如图 12-13 所示。接下来的操作步骤与例 12-1 完全相同，请参考图 12-1～图 12-6。结果如图 12-14 所示：$\chi^2 = 1.487$，$P = 0.223 > 0.017$，按 $\alpha = 0.017$ 检验水准，不拒绝 H_0，差异无统计学意义，尚不能认为眼保健操与新疗法治近视眼方法近期效果不同。

同理，可以通过分别构建表达式"r = 1|r = 3""r = 2|r = 3"来比较"眼保健操与夏天无眼药水""新疗法与夏天无眼药水"治近视眼方法近期效果，结果分别如图 12-15、图 12-16 所示。

（4）以上为多个样本率间的多重比较时选中某两个组进行比较，也可采用去除其他组留下要比较的某两个组的方法，如要比较眼保健操与新疗法这两个组矫治近视眼方法近期效果，可以先去除夏天无眼药水这个组，操作方法是：在"Variable View"窗口，单击"行[r]"变量所对应的"Missing"下面的"None"右侧，出现"…"，点击此"…"，打开 Missing Values 窗口，选中"Discrete missing values"，在其下方的矩形框中输入夏天无眼药水所在组的赋值"3"（若有更多的组需要去除，则可继续在后面的矩形框输入其对应的赋值），单击"OK"，如图 12-17 所示。接下来的操作步骤与例 12-1 完全相同，请参考图 12-1～图 12-6，结果与图 12-14 所示完全相同。同理，可以分别去除新疗法组、眼保健操组来比较"眼保健操与夏天无眼药水""新疗法与夏天无眼药水"矫治近视眼方法近期效果，结果与图 12-15、图 12-16 所示完全相同。

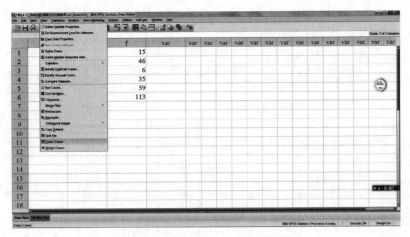

图 12-12　打开 Select Cases 的路径

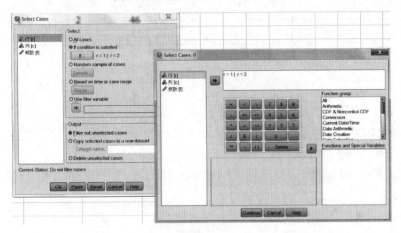

图 12-13　Select Cases 与 Select Cases：If 对话框

Case Processing Summary

	Cases					
	Valid		Missing		Total	
	N	Percent	N	Percent	N	Percent
行 * 列	102	100.0%	0	0.0%	102	100.0%

行 * 列 Crosstabulation

			列		Total
			1	2	
行	1	Count	15	46	61
		% within 行	24.6%	75.4%	100.0%
	2	Count	6	35	41
		% within 行	14.6%	85.4%	100.0%
Total		Count	21	81	102
		% within 行	20.6%	79.4%	100.0%

Chi-Square Tests

	Value	df	Asymp. Sig. (2-sided)	Exact Sig. (2-sided)	Exact Sig. (1-sided)
Pearson Chi-Square	1.487[a]	1	.223		
Continuity Correction[b]	.940	1	.332		
Likelihood Ratio	1.536	1	.215		
Fisher's Exact Test				.318	.166
Linear-by-Linear Association	1.472	1	.225		
N of Valid Cases	102				

a. 0 cells (0.0%) have expected count less than 5. The minimum expected count is 8.44.

图 12-14　眼保健操与新疗法比较的 χ^2 检验结果（$\chi^2 = 1.487$，$P = 0.223$）

Case Processing Summary

		Cases					
		Valid		Missing		Total	
		N	Percent	N	Percent	N	Percent
行 * 列		233	100.0%	0	0.0%	233	100.0%

行 * 列 Crosstabulation

			列		Total
			1	2	
行	1	Count	15	46	61
		% within 行	24.6%	75.4%	100.0%
	3	Count	59	113	172
		% within 行	34.3%	65.7%	100.0%
Total		Count	74	159	233
		% within 行	31.8%	68.2%	100.0%

Chi-Square Tests

	Value	df	Asymp. Sig. (2-sided)	Exact Sig. (2-sided)	Exact Sig. (1-sided)
Pearson Chi-Square	1.960[a]	1	.162		
Continuity Correction[b]	1.537	1	.215		
Likelihood Ratio	2.022	1	.155		
Fisher's Exact Test				.201	.106
Linear-by-Linear Association	1.951	1	.162		
N of Valid Cases	233				

a. 0 cells (0.0%) have expected count less than 5. The minimum expected count is 19.37.

b. Computed only for a 2x2 table

图 12-15　眼保健操与夏天无眼药水比较的 χ^2 检验结果 （$\chi^2 = 1.960$，$P = 0.162$）

Case Processing Summary

		Cases					
		Valid		Missing		Total	
		N	Percent	N	Percent	N	Percent
行 * 列		213	100.0%	0	0.0%	213	100.0%

行 * 列 Crosstabulation

			列		Total
			1	2	
行	2	Count	6	35	41
		% within 行	14.6%	85.4%	100.0%
	3	Count	59	113	172
		% within 行	34.3%	65.7%	100.0%
Total		Count	65	148	213
		% within 行	30.5%	69.5%	100.0%

Chi-Square Tests

	Value	df	Asymp. Sig. (2-sided)	Exact Sig. (2-sided)	Exact Sig. (1-sided)
Pearson Chi-Square	6.040[a]	1	.014		
Continuity Correction[b]	5.148	1	.023		
Likelihood Ratio	6.729	1	.009		
Fisher's Exact Test				.014	.009
Linear-by-Linear Association	6.012	1	.014		
N of Valid Cases	213				

a. 0 cells (0.0%) have expected count less than 5. The minimum expected count is 12.51.

b. Computed only for a 2x2 table

图 12-16　新疗法与夏天无眼药水比较的 χ^2 检验结果 （$\chi^2 = 6.040$，$P = 0.014$）

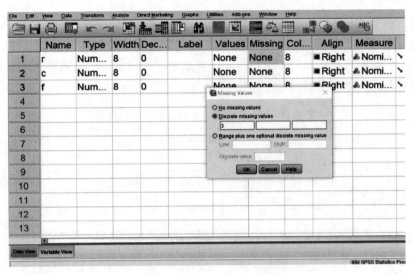

图 12-17　Missing Values 对话框

四、思考与判断

（1）三个医院门诊疾病构成的比较不可作 χ^2 检验。（　）

（2）四格表资料的 χ^2 检验的自由度为 1，是因为四格表的四个理论数受一个独立条件限制。（　）

（3）σ_p 是描述所有某个含量相同的样本率之间的离散程度。（　）

（4）单个总体率的假设检验应用公式为 $u = \dfrac{|P - \pi_0|}{S_P}$。（　）

（5）有理论数小于 1 时，三行四列的表也不能直接作 χ^2 检验。（　）

（6）四格表资料作 χ^2 检验时，四个格子里都不可以是百分率。（　）

（7）在 χ^2 值表中，当自由度一定时，χ^2 值越大，P 值越小。（　）

（8）两样本率 χ^2 检验的结果，拒绝 H_0 的概率 P 越小，说明其差异越大。（　）

（9）三个率样本进行 χ^2 检验时，只有接受 H_0，才能说明三个率样本之间均相等。（　）

（10）对总体率进行区间估计时，只要阳性数大于 5，就可以采用正态近似法公式计算。（　）

五、练习题

（1）在血吸虫病流行区，某县根据随机原则抽取 4 000 人，其血吸虫感染率为 15%，全县人口为 705 000 人，试以该县血吸虫感染率的 99%可信区间的下限和上限，估计该县血吸虫感染人数至少有多少？至多有多少？

（2）某病的年发病率对全国人口来说为 8.72%。现在某县回顾一年，抽样调查了 120 人，有 16 人发该病。问该县该病的发病率是否高于全国该病的发病率？

（3）两疗法治疗乙型脑炎重症患者的治愈率见表 12-6，两种疗法的疗效有无差别？

表 12-6　两疗法治疗乙型脑炎重症患者的治愈率

分组	病例数	治愈数	治愈率/%
中西医结合组	100	50	50
中医组	200	70	35
合计	300	120	40

（4）某地从 15 个大米样品及 45 个玉米样品中分别检出黄曲霉毒素的样品有 1 个及 15 个，检出率分别为 6.67% 和 33.33%，当地粮食中玉米受黄曲霉菌污染是否比大米严重？

（5）用乳胶凝集法与常规培养法检验乳品细菌培养的效果，结果见表 12-7。两种方法检验乳品细菌培养的效果有无差别？

表 12-7　两种方法检验乳品细菌培养的效果

乳胶凝集	常规培养		合计
	+	−	
+	27	1	28
−	8	74	82
合计	35	75	110

（6）调查某地 20 岁以上居民眼睛的患病情况，并按年龄分组整理资料见表 12-8。问不同年龄人群眼睛的患病情况是否不同？

表 12-8　某地居民眼睛的患病情况

年龄/岁	近视	散光	弱视	合计
20～	215	67	44	326
30～	131	101	63	295
40～	148	128	132	408
合计	494	296	239	1 029

实习十三 秩 和 检 验

一、目的要求

（1）明确秩和检验的基本概念，熟悉常用的秩和检验的方法。

（2）掌握秩和检验应用的条件。

二、解题思路

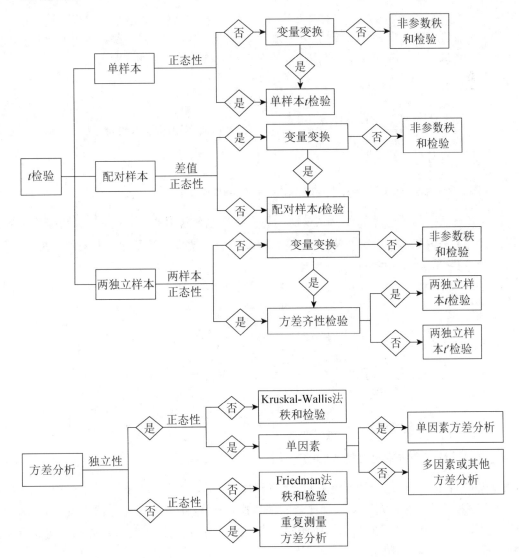

三、实习内容

单变量资料的秩和检验，属于非参数统计，它不依赖于总体分布的具体形式。

1. 单样本与总体中位数比较的秩和检验（Wilcoxon 符号秩和检验）

除差值为各观测值与已知总体中位数之差外，其余与下文配对设计资料的秩和检验（Wilcoxon 符号秩和检验）相同。

2. 成组设计两样本比较的秩和检验（Wilcoxon 两样本比较法）

（1）查表法：当 $n_1 \leq 15$，$n_1 - n_2 \leq 10$ 时，查专制的秩和检验 T 界值表。

由于是取下侧（小于均数）T 界值，若算得的 T 大于均数 $\dfrac{n_1(n_1 + n_2 + 1)}{2}$，则要换算成小于均数的对称值：

$$T' = n_1(n_1 + n_2 + 1) - T$$

T（或 T'）值越小，P 值越小，即 T（T'）$\leq T_{a(n_1, n_2 - n_1)}$ 时，$P \leq a$；T（T'）$> T_{a(n_1, n_2 - n_1)}$ 时，$P > a$。

（2）正态近似法：当 n_1 和 n_2 足够大，如 $n_1 > 15$，$n_2 - n_1 > 10$ 时，秩和 T 近似服从正态分布，可用 u 检验，令 $n_2 + n_1 = n$，经连续性校正和相同秩次校正后的 u 变量为

$$u = \frac{|T - n_1(n+1)/2| - 0.5}{\sqrt{n_1 n_2 (n+1)/12}}$$

$$u = \frac{|T - n_1(n+1)/2| - 0.5}{\sqrt{\dfrac{n_1 n_2}{12n(n-1)}\left[n^3 - n - \sum(t_j^3 - t_j)\right]}} \quad \text{（相同秩次较多时的校正公式）}$$

3. 配对设计资料的秩和检验（Wilcoxon 符号秩和检验）

（1）查表法：当配对对子数 $n \leq 25$ 时，算出正秩或负秩中较小的秩和 T，可查专门的符号秩和检验 T 界值表。由于取下侧（小于均数）T 界值，所以 T 值越小 P 值越小，即 $T \leq T_{a, n}$ 时，$P \leq \alpha$；$T > T_{a, n}$ 时，$P > \alpha$。

（2）正态近似法：当 n 足够大，如 $n > 25$，符号秩和 T 近似服从正态分布，可近似用 u 检验：

$$u = \frac{|T - n(n+1)/4| - 0.5}{\sqrt{n(n+1)(2n+1)/24}}$$

$$u = \frac{|T - n(n+1)/4| - 0.5}{\sqrt{\dfrac{n(n+1)(2n+1)}{24} - \dfrac{\sum(t_j^3 - t_j)}{48}}} \quad \text{（相同秩次的校正公式）}$$

当 $u < u_{0.05}$，则 $P > 0.05$；当 $u \geq u_{0.05}$，则 $P \leq 0.05$；当 $u \geq u_{0.01}$，则 $P \leq 0.01$。

4. 成组设计多个样本比较的秩和检验（Kruskal-Wallis 法）

Kruskal-Wallis 法适用于计量资料与等级资料。

其原理和前述的计量资料两样本比较的秩和检验一样，只是以平均秩次来反映等级信息。其无效假设 H_0 意为各总体的分级构成比即分布相同；备择假设 H_1 为各总体的平均等级或总体的位置不同或不完全相同。

样本检验统计计量 H 为

$$H = \frac{12}{N+1} \sum \frac{R_i^2}{n_i} - 3(N+1)$$

$$H_c = \frac{H}{1 - \dfrac{\sum(t_j^3 - t_j)}{N^3 - N}} \quad （相同秩次的校正公式）$$

上式的分母为等级相同的秩次的校正数，t_j 为各等级相同秩次的个数。

5. 秩和检验的 SPSS 软件实现

例 13-1 已知某少数民族聚居区正常人的尿铅含量 $M = 2.50$ μmol/L，某职业病防治所医生在该地某工厂随机抽取 10 名铅作业工人，测得尿铅含量结果见表 13-1，问该厂工人的尿铅含量与该少数民族聚居区正常人的尿铅含量有无差别？

表 13-1　某少数民族聚居区某工厂 10 名铅作业工人的尿铅含量　　　　（单位：μmol/L）

编号 1	编号 2	编号 3	编号 4	编号 5	编号 6	编号 7	编号 8	编号 9	编号 10
10.25	2.98	6.05	2.71	2.65	2.52	5.03	4.36	3.55	3.28

问题讨论

（1）这是什么类型资料？

（2）本研究属于什么设计类型？

（3）该资料考虑用什么统计分析方法？

（4）这类方法的适用范围有哪些？

分析

（1）该资料属于计量资料。一般情况下，若此处给出的是均数，那么首先考虑用对应的 t 检验。但是题目给出"正常人尿铅含量 M"而不是均数，所以本题无论 10 名铅作业工人的尿铅含量这个样本是否服从正态分布，都只能用（3）所说的这类检验方法。

（2）该设计类型属于一个样本与总体中位数的比较。

（3）考虑用单样本秩和检验（Wilcoxon 符号秩和检验）。

（4）秩和检验是目前比较成熟的非参数检验方法，其适用范围有：经变量变换仍达不到正态或近似正态分布的计量资料（偏态分布资料）；等级资料；一端或两端开口（无确切数据）的资料等。

操作步骤

（1）建立并打开数据文件"某少数民族聚居区某工厂 10 名铅作业工人的尿铅含量.sav"。

（2）单击"Analyze"→"Nonparametric Tests"→"One Sample"，如图 13-1 所示，弹出 One-Sample Nonparametric Tests 对话框，然后在"Objective"中选中下方的"Customize analysis"，如图 13-2 所示，在"Fields"中将样本变量"x"选入"Test Fields"矩形框中，如图 13-3 所示，在"Settings"中依次选中"Customize tests""Compare median to hypothesized（Wilcoxon signed-rank test）"，并在"Hypothesized median"后面的矩形框输入总体中位数值 2.50，如图 13-4 所示。

单击"Run"，得到如图 13-5 所示结果。结果显示：$P = 0.005 < 0.05$，按 $\alpha = 0.05$ 水准，拒绝 H_0，接受 H_1，差异有统计学意义，可以认为该厂工人的尿铅含量与该少数民族聚居区正常人的尿铅含量有差别。

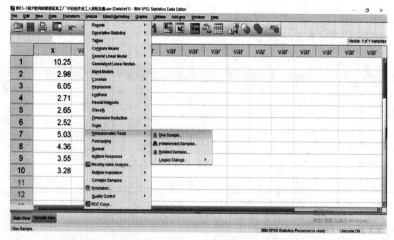

图 13-1　打开 One Sample 的路径

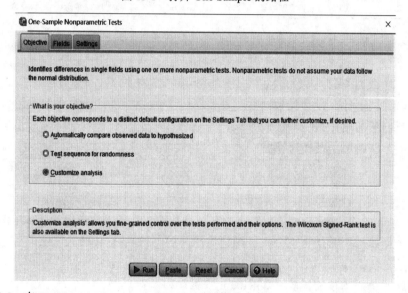

图 13-2　在 One-Sample Nonparametric Tests 对话框选中 Objective 下方的 Customize analysis

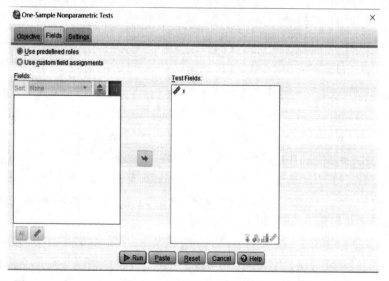

图 13-3　在 One-Sample Nonparametric Tests 对话框中 Fields 下方的操作

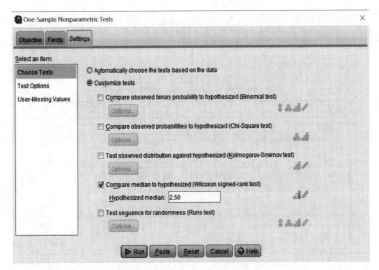

图 13-4　在 One-Sample Nonparametric Tests 对话框选中 Settings 下方的操作

Hypothesis Test Summary

	Null Hypothesis	Test	Sig.	Decision
1	The median of x equals 2.500.	One-Sample Wilcoxon Signed Rank Test	.005	Reject the null hypothesis.

Asymptotic significances are displayed. The significance level is .05.

图 13-5　该厂工人的尿铅含量与该少数民族聚居区正常人的尿铅含量的比较结果（$P = 0.005$）

例 13-2　某医生用新研制的烫伤膏和目前公认的治疗烫伤药物（对照组）分别治疗两组烫伤模型动物，记录烫伤创面愈合时间，结果见表 13-2，问新研制的烫伤膏与目前公认的治疗烫伤药物在促进烫伤创面愈合时间上是否不同？

表 13-2　实验组和对照组治疗烫伤模型动物烫伤创面愈合时间比较　　　（单位：d）

分组	动物编号									
	1	2	3	4	5	6	7	8	9	10
实验组	5	5	6	6	6	7	7	9	9	15
对照组	9	10	11	12	13	13	14	15	25	27

问题讨论

（1）这是什么类型资料？

（2）本研究属于什么设计类型？

（3）该资料考虑用什么统计分析方法？

分析

（1）该资料属于计量资料。

（2）该设计类型属于完全随机设计。

（3）首先考虑用两独立样本 t 检验，若不满足两独立样本 t 检验的前提条件，考虑用两独立样本秩和检验。

操作步骤

（1）建立并打开数据文件"实验组和对照组治疗烫伤模型动物烫伤创面愈合时间.sav"。

（2）正态性检验：按照实习九例 9-3 的方法对实验组、对照组两组数据进行正态性检验，得到如图 13-6 所示结果。实验组 $P = 0.043 < 0.05$，对照组 $P = 0.015 < 0.05$，提示两组数据均不服从正态分布。

One-Sample Kolmogorov-Smirnov Test

分组			愈合所需天数
实验组	N		10
	Normal Parameters[a,b]	Mean	7.50
		Std. Deviation	2.991
	Most Extreme Differences	Absolute	.266
		Positive	.266
		Negative	-.202
	Test Statistic		.266
	Asymp. Sig. (2-tailed)		.043[c]
对照组	N		10
	Normal Parameters[a,b]	Mean	14.90
		Std. Deviation	6.136
	Most Extreme Differences	Absolute	.293
		Positive	.293
		Negative	-.168
	Test Statistic		.293
	Asymp. Sig. (2-tailed)		.015[c]

图 13-6　实验组和对照组治疗烫伤模型动物烫伤创面愈合时间正态性检验

单击 "Analyze" → "Nonparametric Tests" → "Independent Samples"，如图 13-7 所示，弹出 Nonparametric Tests：Two or More Independent Samples 对话框，然后在 "Fields" 中将变量 "愈合所需天数" 选入 "Test Fields" 矩形框中，将 "分组" 变量选入 "Groups" 矩形框中，如图 13-8 所示，在 "Settings" 中依次选中 "Customize tests" "Mann-Whitney U（2 samples）"，如图 13-9 所示。

单击 "Run"，得到如图 13-10 所示结果。结果显示：$P = 0.001 < 0.05$，按 $\alpha = 0.05$ 水准，拒绝 H_0，接受 H_1，差异有统计学意义，可以认为新研制的烫伤膏与目前公认的治疗烫伤药物在促进烫伤创面愈合时间上不同。

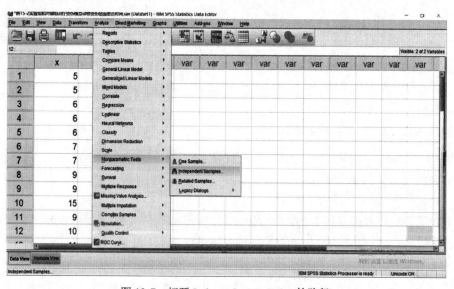

图 13-7　打开 Independent Samples 的路径

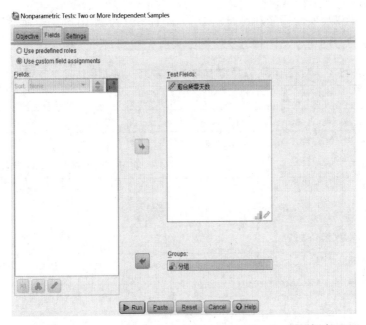

图 13-8　Nonparametric Tests：Two or More Independent Samples 对话框中 Fields 下操作

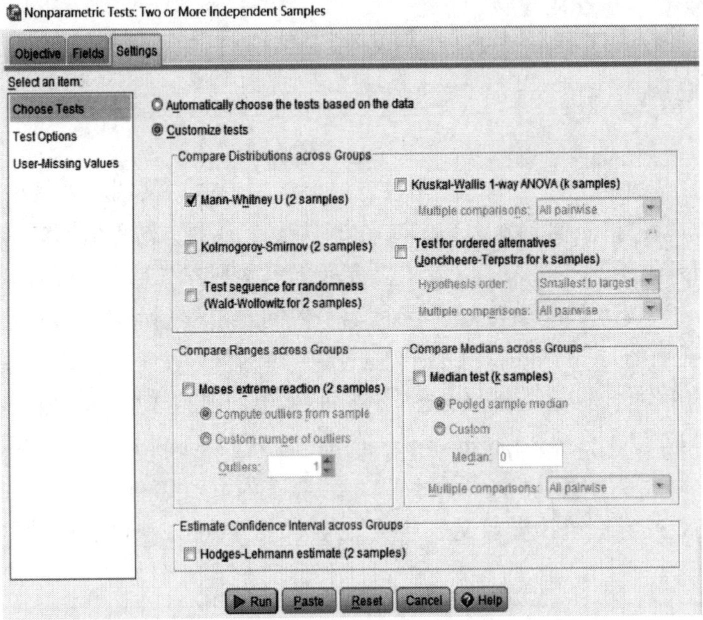

图 13-9　Nonparametric Tests：Two or More Independent Samples 对话框中 Settings 下操作

Hypothesis Test Summary

	Null Hypothesis	Test	Sig.	Decision
1	The distribution of 愈合所需天数 is the same across categories of 分组.	Independent-Samples Mann-Whitney U Test	.001[1]	Reject the null hypothesis.

Asymptotic significances are displayed. The significance level is .05.

[1]Exact significance is displayed for this test.

图 13-10　实验组和对照组治疗烫伤模型动物烫伤创面愈合时间比较结果

例 13-3　某大学校医院检验科同时用甲、乙两种方法检测 10 名患者血清的某项肝功能指标，结果见表 13-3，问甲、乙两种方法检测结果有无差别？

表 13-3　甲、乙两种方法检测患者血清某项肝功能指标结果　　　（单位：mmol/L）

方法	患者编号									
	1	2	3	4	5	6	7	8	9	10
甲法	5	5	6	6	6	7	7	9	9	15
乙法	9	10	11	12	13	13	14	15	25	27

问题讨论

（1）这是什么类型资料？

（2）本研究属于什么设计类型？

（3）该资料考虑用什么统计分析方法？

分析

（1）该资料属于计量资料。

（2）该设计类型属于配对设计。

（3）首先考虑用计量资料的配对样本 t 检验，若不满足配对样本 t 检验的前提条件，考虑用配对样本秩和检验。

操作步骤

（1）建立并打开数据文件"甲、乙两种方法检测患者血清某项肝功能指标结果.sav"。

（2）正态性检验：按照实习九例 9-2 的方法对甲、乙两种方法差值的数据进行正态性检验，得到如图 13-11 所示结果。$P = 0.019 < 0.05$，提示甲、乙两种方法差值的数据均不服从正态分布。

单击"Analyze"→"Nonparametric Tests"→"Related Samples"，如图 13-12 所示，弹出 Nonparametric Tests：Two or More Related Samples 对话框，在"Fields"中将变量"甲法测定值""乙法测定值"同时选入"Test Fields"矩形框中，如图 13-13 所示，在"Settings"中依次选中"Customize tests""Wilcoxon matched-pair signed-rank（2 samples）"，如图 13-14 所示。

单击"Run"，得到如图 13-15 所示结果。结果显示：$P = 0.005 < 0.05$，按 $\alpha = 0.05$ 水准，拒绝 H_0，接受 H_1，差异有统计学意义，可以认为甲、乙两种方法检测患者血清某项肝功能指标结果有差别。

One-Sample Kolmogorov-Smirnov Test

		d
N		10
Normal Parameters[a,b]	Mean	25.4000
	Std. Deviation	18.22209
Most Extreme Differences	Absolute	.287
	Positive	.287
	Negative	-.184
Test Statistic		.287
Asymp. Sig. (2-tailed)		.019[c]

图 13-11　甲、乙两法差值 d 的正态性检验结果（$P = 0.019$）

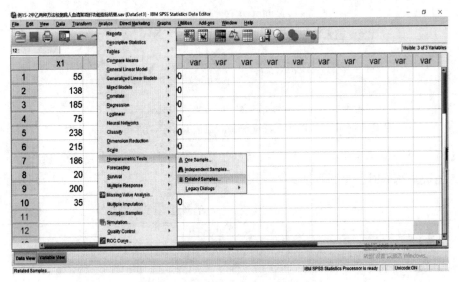

图 13-12　打开 Related Samples 的路径

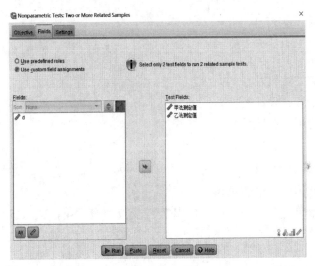

图 13-13　Nonparametric Tests：Two or More Related Samples 对话框中 Fields 下操作

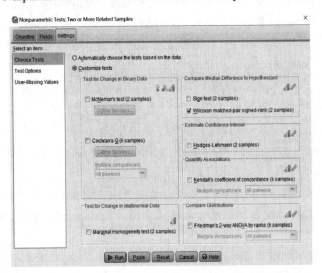

图 13-14　Nonparametric Tests：Two or More Related Samples 对话框中 Settings 下操作

Hypothesis Test Summary

	Null Hypothesis	Test	Sig.	Decision
1	The median of differences between 甲法测定值 and 乙法测定值 equals 0.	Related-Samples Wilcoxon Signed Rank Test	.005	Reject the null hypothesis.

Asymptotic significances are displayed. The significance level is .05.

图 13-15　甲、乙两种方法检测患者血清某项肝功能指标结果分析

例 13-4　某医生测定甲、乙、丙三种疾病患者的凝血酶原时间，结果见表 13-4，问不同疾病患者的凝血酶原时间是否不同？

表 13-4　甲、乙、丙三种疾病患者的凝血酶原时间比较　（单位：s）

患者	患者编号									
	1	2	3	4	5	6	7	8	9	10
甲病患者	10.13	10.25	10.14	10.15	10.16	10.15	10.23	9.85	10.16	9.94
乙病患者	10.73	14.86	10.79	10.74	10.88	11.40	11.64	11.75	14.48	14.27
丙病患者	14.62	15.88	13.86	14.25	16.70	16.63	16.61	16.60	16.28	16.25

问题讨论

（1）这是什么类型资料？

（2）本研究属于什么设计类型？

（3）该资料考虑用什么统计分析方法？

分析

（1）该资料属于计量资料。

（2）该设计类型属于完全随机设计。

（3）首先考虑用单因素方差分析（单因素 F 检验），若不满足单因素 F 检验的前提条件，考虑用完全随机设计多样本比较的秩和检验。

操作步骤

（1）建立并打开数据文件"甲、乙、丙三种疾病患者的凝血酶原时间.sav"。

（2）正态性检验：按照实习九例 9-3 的方法对甲、乙、丙三组数据进行正态性检验，得到如图 13-16 结果所示。甲病患者组、乙病患者组和丙病患者组 P 值分别为 0.001、0.014、0.037，均小于 0.05，提示三组数据均不服从正态分布。

单击"Analyze"→"Nonparametric Tests"→"Independent Samples"，如图 13-7 所示，弹出 Nonparametric Tests：Two or More Independent Samples 对话框，然后在"Fields"中将变量"凝血酶原时间"选入"Test Fields"矩形框中，将"组别"变量选入"Groups"矩形框中，如图 13-17 所示，在"Settings"中依次选中"Customize tests""Kruskal-Wallis 1-way ANOVA（k samples）"，如图 13-18 所示。

单击"Run"，得到如图 13-19 所示结果。结果显示：$P = 0.000 < 0.05$，按 $\alpha = 0.05$ 水准，拒绝 H_0，接受 H_1，差异有统计学意义，可以认为甲、乙、丙三组患者凝血酶原时间不同。

进一步做两两比较：

在 Output 编辑窗口双击"Hypothesis Test Summary"，弹出 Model Viewer 对话框，如图 13-20 所示。将底部 View 后面矩形框中的"Independent Samples Test View"改选为"Pairwise

Comparisons"，如图 13-21 所示，得到如图 13-22 所示结果。结果提示：甲病患者组与乙病患者组比较、甲病患者组与丙病患者组比较、乙病患者组与丙病患者组比较 P 值分别为 0.007、0.000、0.029，均小于 0.05，按 $\alpha = 0.05$ 水准，拒绝 H_0，接受 H_1，差异有统计学意义，可以认为三组患者的凝血酶原时间两两之间均不相同。

One-Sample Kolmogorov-Smirnov Test

g			x
1	N		10
	Normal Parameters[a,b]	Mean	10.1160
		Std. Deviation	.12456
	Most Extreme Differences	Absolute	.345
		Positive	.162
		Negative	-.345
	Test Statistic		.345
	Asymp. Sig. (2-tailed)		.001[c]
2	N		10
	Normal Parameters[a,b]	Mean	12.1540
		Std. Deviation	1.69039
	Most Extreme Differences	Absolute	.294
		Positive	.294
		Negative	-.200
	Test Statistic		.294
	Asymp. Sig. (2-tailed)		.014[c]
3	N		10
	Normal Parameters[a,b]	Mean	15.7680
		Std. Deviation	1.09456
	Most Extreme Differences	Absolute	.270
		Positive	.197
		Negative	-.270
	Test Statistic		.270
	Asymp. Sig. (2-tailed)		.037[c]

图 13-16　甲、乙、丙三组患者凝血酶原时间的正态性检验结果

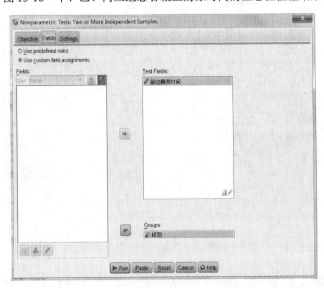

图 13-17　Nonparametric Tests：Two or More Independent Samples 对话框中 Fields 下操作

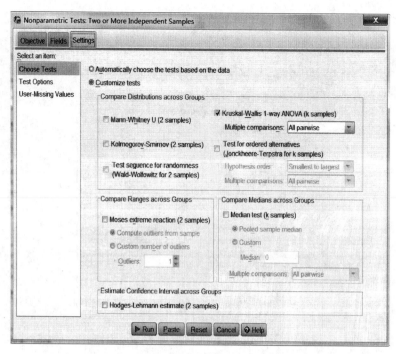

图 13-18　Nonparametric Tests：Two or More Independent Samples 对话框中 Settings 下操作

Hypothesis Test Summary

	Null Hypothesis	Test	Sig.	Decision
1	The distribution of 凝血酶原时间 is the same across categories of 组别.	Independent-Samples Kruskal-Wallis Test	.000	Reject the null hypothesis.

Asymptotic significances are displayed. The significance level is .05.

图 13-19　甲、乙、丙三组患者凝血酶原时间的比较结果

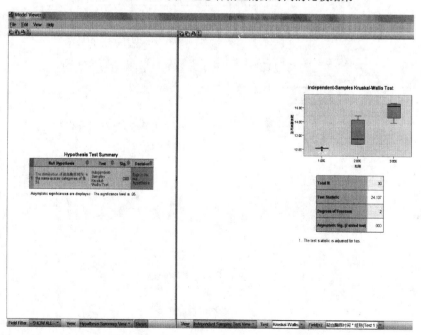

图 13-20　打开 Model Viewer 对话框

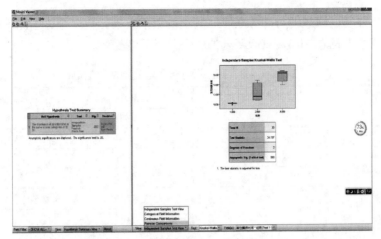

图 13-21　将底部 View 后面矩形框中的"Independent Samples Test View"改选为"Pairwise Comparisons"

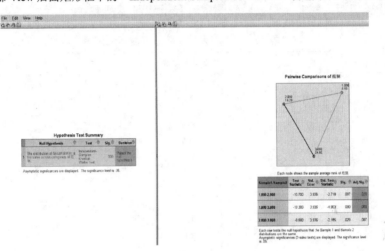

图 13-22　甲、乙、丙三组患者凝血酶原时间两两比较结果

四、思考与判断

（1）同一资料适用秩和检验与用 t 检验处理结论不一致时，应以秩和检验为准。（　）

（2）配对资料的秩和检验编秩时，若有几个差值为绝对值相等，而符号相反时，取平均秩次（符号相同可不必平均）。（　）

（3）当总体分布类型不清时，可采用秩和检验方法进行假设检验。（　）

五、练习题

（1）用 ^3H 法和 ^{131}I 法两种血浆皮质醇放射免疫测定法，同时测定每份血浆标本的结果见表 13-5，试用非参数统计法进行两种测定方法的差别比较。

表 13-5　两种血浆皮质醇放射免疫测定法　　　　　　（单位：10^2nmol/L）

测定法	编号									
	1	2	3	4	5	6	7	8	9	10
^3H 法	1.00	0.75	0.55	0.55	1.40	1.00	0.60	0.55	0.75	0.80
^{131}I 法	0.70	0.65	0.40	0.40	1.40	1.00	0.90	0.60	0.70	0.60

（2）使用二巯基丙磺酸钠与二巯基丁二酸钠作驱汞效果比较，今分别测定两种药驱汞与自然排汞的比值结果见表 13-6，试问两药的驱汞效果何者更优。

表 13-6　两种药驱汞与自然排汞量的比值

二巯基丙磺酸钠	二巯基丁二酸钠	二巯基丙磺酸钠	二巯基丁二酸钠
0.93	0.93	6.34	3.50
3.34	1.19	6.80	3.83
4.82	2.46	7.28	3.84
5.22	2.60	8.54	8.50
6.11	2.62	12.59	
6.11	2.75	14.19	

（3）试检验三组人的血浆总皮质醇测定值有无差别（表 13-7）。

表 13-7　三组人的血浆总皮质醇测定值　　　　　（单位：10^2nmol/L）

正常人	单纯性肥胖	皮质醇增多症
0.11	0.17	2.70
0.52	0.33	2.81
0.61	0.55	2.92
0.69	0.66	3.59
0.77	0.86	3.86
0.86	1.13	4.08
1.02	1.38	4.30
1.08	1.63	4.30
1.27	2.04	5.96
1.92	3.75	6.62

（4）对某病一般用常规疗法进行治疗，有效率达 80%，今用某新疗法治疗同样情况的患者，有效率为 70%，从表 13-8 可以看出，新疗法治愈率高于前者，但总有效率低于前者，问两疗法的疗效有无差别。

表 13-8　两种方法治疗某病疗效人数对比

疗效等级	常规疗法	新疗法
治愈	80	17
显效	280	25
好转	320	25
无效	170	28
合计	850	95

实习十四 直线相关与回归

一、目的要求

（1）掌握直线相关系数与直线回归系数的概念、联系和区别及计算。

（2）掌握直线相关系数、直线回归系数与直线回归方程的假设检验方法。

二、解题思路

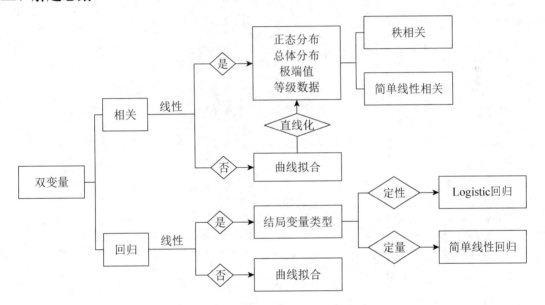

三、实习内容

1. 基本概念

（1）回归：指两个变量的关系是依存关系。依存关系中两个变量是不平等的，一个为自变量，常以 X 表示；一个为应变量，常以 Y 表示。研究自变量 X 对应变量 Y 的作用或应变量 Y 对自变量 X 的依赖，用回归分析。

回归方程建立的原则是"最小二乘法"。即使各散点离回归直线的纵向距离平方和为最小。

（2）相关：两个变量之间是互依关系，互依关系中两个变量是平等的，研究两个变量的彼此关系或彼此影响，用相关分析。对具有相关关系的两个变量之间的数量影响进行研究时，可以令任一变量为 X，另一变量为 Y，进行回归分析。

2. 计算及步骤

（1）在直角坐标图上描出两个变量的散点图，观察散点图是否有直线趋势。如有直线趋势再进一步作直线回归或相关分析。

（2）求基本数据：$\sum X_i$，$\sum X_i^2$，$\sum Y_i$，$\sum Y_i^2$，$\sum X_i Y_i$ 可以列表计算，也可以计算器输入（X_i，Y_i），直接得出上述数据，还可直接得出 b 和 a 及 r（计算器须有 "LR" 功能，若为普通函数计算器则可采用统计模型计算有关数据）。

（3）计算 b，a 及 r。

$$b = \frac{l_{XY}}{l_{XX}} = \frac{\sum(X - \bar{X})(Y - \bar{Y})}{\sum(X - \bar{X})^2}$$

$$a = \bar{Y} - b\bar{X}$$

$$r = \frac{\sum(X - \bar{X})(Y - \bar{Y})}{\sqrt{\sum(X - \bar{X})^2 \sum(Y - \bar{Y})^2}} = \frac{l_{XY}}{\sqrt{l_{XX} l_{YY}}}$$

（4）b 与 r 的假设检验。

$$t_b = \frac{|b - 0|}{S_b} = \frac{|b|}{S_b}$$

$$S_b = \frac{\sum(Y_i - Y)^2}{n - 2} \bigg/ \sqrt{\sum(X_i - \bar{X})^2}$$

$$\sum(Y_i - Y)^2 = \sum(Y_i - Y)^2 - \left[\frac{\sum(X_i - \bar{X})(Y_i - \bar{Y})^2}{\sum(X_i - \bar{X})^2}\right]$$

$$t_r = \frac{|r - 0|}{S_r} = \frac{|r|}{\sqrt{\dfrac{1 - r^2}{n - 2}}} = \frac{|r|\sqrt{n - 2}}{\sqrt{1 - r^2}}$$

$$v = n - 2$$

注：$t_b = t_r$（可以证明）

（5）建立回归方程 $Y = a + bX$。

（6）根据直线回归方程绘制回归直线。

在 x 取值范围内，任取 X_1，X_2 两个值，由回归方程算出相应的 Y_1 和 Y_2，通过两点（X_1，Y_1）及（X_2，Y_2）作直线，直线通过（$\bar{X}$，$\bar{Y}$）且在 Y 轴上的截距为 a。

3. 直线相关和直线回归的 SPSS 软件实现

例 14-1 20 名儿童的血红蛋白值 y（单位：g/dL）与血清铁含量 x（单位：μg/L）的测定结果见表 14-1，问儿童的血红蛋白值与血清铁含量之间有无关系，能否用血清铁含量来推测其血红蛋白值？

表 14-1 20 名儿童的血红蛋白值与血清铁含量

项目	儿童编号									
	1	2	3	4	5	6	7	8	9	10
血红蛋白值/(g/dL)	9.25	9.50	9.50	10.00	10.15	10.50	10.50	10.50	11.15	11.45
血清铁含量/(μg/L)	325.62	357.42	361.92	368.50	380.56	385.58	396.61	412.02	415.60	415.60

项目	儿童编号									
	11	12	13	14	15	16	17	18	19	20
血红蛋白值/(g/dL)	11.50	11.50	12.00	12.00	12.15	12.40	12.50	13.50	13.50	14.20
血清铁含量/(μg/L)	415.60	417.69	418.25	428.11	431.04	449.48	459.04	471.36	494.82	506.19

问题讨论

（1）这是什么类型资料？

（2）本研究属于什么设计类型？

（3）该资料考虑用什么统计分析方法？

（4）这类方法的前提条件有哪些？

分析

（1）该资料属于计量资料。

（2）该设计类型属于两个变量（双变量）成对设计的资料。

（3）分析血红蛋白值与血清铁含量之间有无关系首先考虑用直线相关分析；能否用血清铁含量来推测其血红蛋白值首先考虑用直线回归分析。

（4）直线相关分析的前提条件：两个变量必须是服从正态分布的定量变量，必须有直线趋势，变量值成对出现。直线回归分析的前提条件：至少因变量是服从正态分布的定量随机变量，自变量可以是随机的，也可以是给定的定量变量（即不要求必须服从正态分布和随机）。

操作步骤

（1）建立并打开数据文件"20名儿童的血红蛋白值与血清铁含量.sav"。

（2）正态性检验：按照实习八的方法对两个变量分别进行正态性检验，得到结果如图 14-1 所示。两个变量 $P = 0.200 > 0.05$，提示血红蛋白值、血清铁含量两个变量均服从正态分布。

One-Sample Kolmogorov-Smirnov Test

		血清铁含量	血红蛋白值
N		20	20
Normal Parameters[a,b]	Mean	415.5505	11.3875
	Std. Deviation	45.94984	1.41476
Most Extreme Differences	Absolute	.127	.135
	Positive	.127	.135
	Negative	-.119	-.082
Test Statistic		.127	.135
Asymp. Sig. (2-tailed)		.200[c,d]	.200[c,d]

图 14-1　血红蛋白值、血清铁含量两个变量正态性检验结果

（3）散点图：通过散点图初步判断两个变量是否存在直线趋势。若无直线趋势，则不能进一步做直线相关分析。

单击"Graphs"→"Legacy Dialogs"→"Scatter/Dot"，打开 Scatter/Dot 对话框，如图 14-2 所示。选中"Simple Scatter"，如图 14-3 所示，单击"Define"，弹出 Simple Scatter plot 对话框，将"血清铁含量[x]"变量选入"X Axis"下方的矩形框中、"血红蛋白值[y]"变量选入"Y Axis"下方的矩形框中。单击"OK"，得到散点图，如图 14-4 所示。结果显示两变量之间存在直线趋势。

（4）直线相关：单击"Analyze"→"Correlate"→"Bivariate"，如图 14-5 所示，弹出 Bivariate Correlations 对话框，将变量"血清铁含量[x]""血红蛋白值[y]"选入"Variables"，如图 14-6 所示（此步骤若变量不服从正态分布，在其他条件不变的情况下，可选择做秩相关，即选中 Bivariate Correlations 对话框中"Correlation Coefficients"下的"Spearman"）。

单击"OK"，得到如图 14-7 所示结果。结果显示：$r = 0.974$，$P = 0.000 < 0.05$，按 $\alpha = 0.05$ 水准，拒绝 H_0，接受 H_1，差异有统计学意义，可以认为血红蛋白值、血清铁含量两个变量存在正的直线相关关系。

（5）直线回归：同（1）、（2）、（3），主要是判断因变量"血红蛋白值[y]"必须服从正态分布。

单击"Analyze"→"Regression"→"Linear"，如图 14-8 所示，弹出 Linear Regression 对话框，将"血清铁含量[x]"作为自变量选入"Independent（s）"下方的矩形框中，"血红蛋白值[y]"作为因变量选入"Dependent"下方的矩形框中，如图 14-9 所示。

单击"OK"，得到如图 14-10 所示结果。结果显示：

模型中相关系数 R 为 0.974，R^2 为 0.948。

回归方程的假设检验：回归模型的 $F = 329.200$，$P = 0.000 < 0.05$，因此建立的回归模型有意义，直线回归方程成立。

回归系数的假设检验：$t = 18.144$，$P = 0.000 < 0.05$，按 $\alpha = 0.05$ 水准，拒绝 H_0，接受 H_1，差异有统计学意义，可以认为血红蛋白值、血清铁含量两个变量有直线回归关系。

故回归方程为 $\hat{y} = -1.071 + 0.030x$。

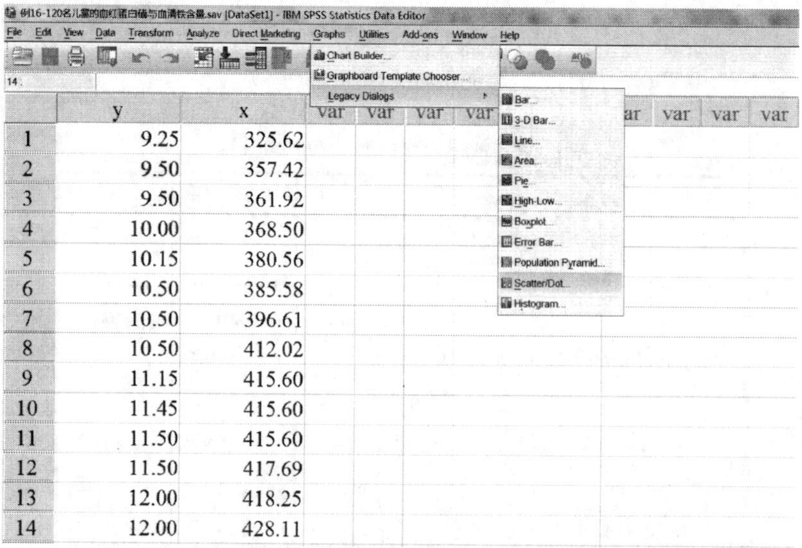

图 14-2　打开 Scatter/Dot 的途径

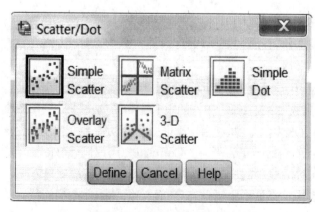

图 14-3　Scatter/Dot 对话框

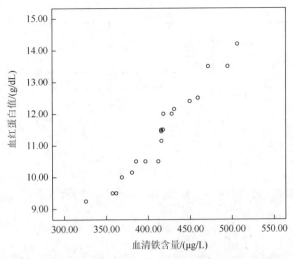

图 14-4　血红蛋白值、血清铁含量两个变量的散点图结果

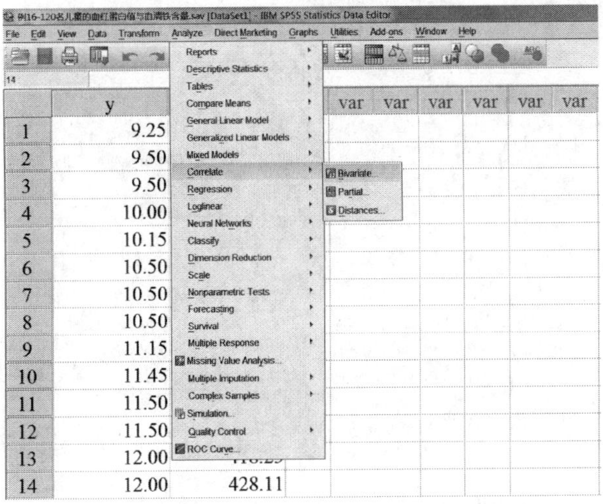

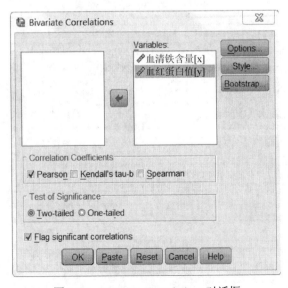

图 14-5　打开 Bivariate 的路径

图 14-6　Bivariate Correlations 对话框

Correlations

		血清铁含量	血红蛋白值
血清铁含量	Pearson Correlation	1	.974**
	Sig. (2-tailed)		.000
	N	20	20
血红蛋白值	Pearson Correlation	.974**	1
	Sig. (2-tailed)	.000	
	N	20	20
**. Correlation is significant at the 0.01 level (2-tailed).			

图 14-7　直线相关分析结果

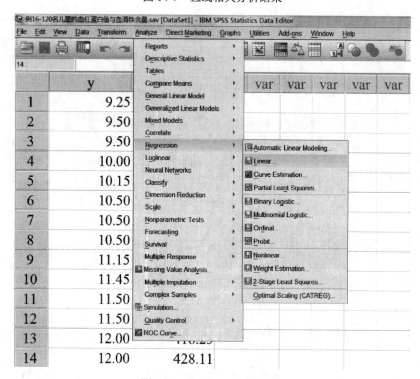

图 14-8　打开 Linear 的路径

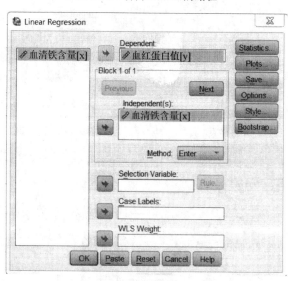

图 14-9　Linear Regression 对话框

Regression

Variables Entered/Removed[a]

Model	Variables Entered	Variables Removed	Method
1	血清铁含量[b]	.	Enter

a. Dependent Variable: 血红蛋白值

b. All requested variables entered.

Model Summary

Model	R	R Square	Adjusted R Square	Std. Error of the Estimate
1	.974[a]	.948	.945	.33096

a. Predictors: (Constant), 血清铁含量

ANOVA[a]

Model		Sum of Squares	df	Mean Square	F	Sig.
1	Regression	36.058	1	36.058	329.200	.000[b]
	Residual	1.972	18	.110		
	Total	38.029	19			

a. Dependent Variable: 血红蛋白值

b. Predictors: (Constant), 血清铁含量

Coefficients[a]

Model		Unstandardized Coefficients		Standardized Coefficients	t	Sig.
		B	Std. Error	Beta		
1	(Constant)	-1.071	.691		-1.551	.138
	血清铁含量	.030	.002	.974	18.144	.000

a. Dependent Variable: 血红蛋白值

图 14-10　直线回归分析结果

四、思考与判断

（1）本回归系数 $b<0$，且有统计学意义，可认为两变量呈负相关。（　）

（2）同一样本的 b 和 r 的假设检验结果是完全相同的。（　）

（3）两变量经假设检验确有相关关系，则两变量间一定有因果关系。（　）

（4）样本直线回归方程及相应回归直线为总体直线回归方程及相应回归直线的估计。（　）

（5）直线回归系数 b 表示了 Y 依赖 X 的直线变化的数量关系。（　）

（6） r 的绝对值大小表示 X 和 Y 相关的紧密程度， r 越大，表示两个变量关系越紧密。（　）

（7）对大多数个体来说，两个变量值同时大于或小于均数，则为正相关；一个变量值大于均数，另一个变量值小于均数，则为负相关。（　）

五、练习题

（1）某单位研究代乳粉营养价值时，用大白鼠做实验，大白鼠进食量和增加体重的数据关系见表 14-2。能否用直线回归方程来描述其关系？

表 14-2　代乳粉喂养大白鼠进食量和增加体重的数据关系　　　　（单位：g）

进食量	体重增量	进食量	体重增量
820	165	690	134
780	158	787	167
720	130	934	186
867	180	750	133

（2）某单位调查克山病分布和主粮硒含量的关系，测得部分地区主粮硒含量与人群发硒量关系见表 14-3，问两者间有无直线相关关系？

表 14-3　部分地区主粮硒含量与人群发硒量的关系　　　　（单位：10^{-3} mg/L）

主粮硒含量	发硒含量	主粮硒含量	发硒含量
4.3	73.6	12.4	244.0
10.0	170.0	12.5	156.0
10.7	188.0	15.3	286.0
10.7	204.0	18.7	270.0

实习十五　现况调查资料分析

一、目的要求

（1）初步熟悉现况调查研究设计的主要内容。

（2）学习运用现况调查资料，描述疾病的"三间"分布，分析疾病流行因素，提出相应的防治对策。

二、实习内容

现况调查又称横断面调查、患病率调查，是一种应用最广泛的描述性流行病学研究方法，是其他流行病学研究的基础和出发点。它运用普查或抽样调查的方法，收集特定时间、特定人群中疾病或健康状况的资料，并对资料的分布特征加以描述，以探索相关因素与疾病或健康的关系。主要用于发现病因线索，了解疾病或健康状况的分布情况，评价防制策略和措施的效果。

流行病学调查研究设计的主要内容有：确定调查研究目的；确定调查研究对象和方法；确定调查研究主要内容，制订调查表；收集、整理和分析调查研究资料，对结果进行合理解释。在运用现况调查时注意时间一般以不超过一个月为宜。其常见的偏倚有选择偏倚（无应答偏倚、志愿者偏倚、幸存者偏倚）和信息偏倚（回忆偏倚、报告偏倚、观察者偏倚、测量偏倚、预期偏倚）。

三、案例

某单位于 1973 年 8 月 31 日突然出现大量腹泻患者。疫情发生后，经初步了解该单位共有 3 894 名职工（包括家属），分两个部门，即本部与二部。两个部门各自有工作地区、职工食堂与冷饮供应室，但居住情况较为复杂，本部与二部职工住宅区有交叉、混合情况。据职工医院报告，该病初步临床诊断为细菌性痢疾（菌痢），临床表现轻重不一。省、市卫生防疫站决定组织流行病学调查组对该病流行情况进行调查研究，你作为调查组成员参加此项工作。

（一）请你提出这次流行病学调查研究设计的主要内容

（1）确定调查研究目的。

（2）确定调查研究方法和对象。

（3）确定调查研究主要内容，拟订调查表。

（4）确定调查研究的步骤和安排。

（二）初步流行病学调查结果

1. 调查总体情况

本次共调查 3 894 人，其中发病 703 人。患者临床表现轻重不一，有 290 人住院治疗，其余均在门诊治疗或在家治疗。住院患者中儿童 92 例，症状较典型，其中有 10 例是急性中毒性菌痢。住院的成人患者，虽无急性中毒性菌痢，但症状也较典型。对住院患者进行粪便培养，在 116 份阳性标本中，1 份为宋氏痢疾杆菌，其余 115 份均为福氏痢疾杆菌。

2. 疾病分布情况

（1）腹泻患者逐日发病情况见表 15-1。

表 15-1　腹泻患者逐日发病情况

日期	病例数	日期	病例数
30/8	4	13/9	2
31/8	30	14/9	1
1/9	180	15/9	3
2/9	219	16/9	2
3/9	129	17/9	2
4/9	59	18/9	1
5/9	19	19/9	2
6/9	11	20/9	1
7/9	11	21/9	1
8/9	9	22/9	1
9/9	3	23/9	0
10/9	5	24/9	1
11/9	3	25/9	1
12/9	3	26/9	0

（2）腹泻病例的地区分布情况见表 15-2。

表 15-2　不同住宅人群腹泻罹患率

住宅区	单位职工	人数	发病数	罹患率/%
1 区	本部	265	36	13.58
2 区	二部	480	137	28.54
3 区	混合	819	174	21.25
4 区	混合	628	106	16.88
5 区	混合	648	93	14.35
6 区	本部	249	4	1.61
7 区	本部	301	25	8.31
向阳宿舍	二部	195	60	30.77
外处宿舍	二部	277	61	22.02
建工队宿舍	外地工人	32	7	21.88
合计		3 894	703	18.05

（3）腹泻病例的人群分布情况见表 15-3。

表 15-3　腹泻病例的人群分布

职业	二部			本部			合计		
	调查人数	病例数	罹患率/%	调查人数	病例数	罹患率/%	调查人数	病例数	罹患率/%
职工	874	231	26.43	494	13	2.63	1 368	244	17.84
中学生	276	70	25.36	243	5	2.06	519	75	14.45
小学生	342	116	33.92	238	10	4.20	580	126	21.72
幼儿园儿童（≥3 岁）	110	50	45.45	80	4	5.00	190	54	28.42
幼儿园儿童（<3 岁）	62	28	45.16	14	1	7.14	76	29	38.16
其他家属	697	149	21.38	432	19	4.40	1 129	168	14.88
合计	2 361	644	27.28	1 501	52	3.46	3 862	696	18.02

注：该表调查总人数不包含外地工人 32 人

3. 根据调查报告结果回答问题

（1）这次细菌性痢疾流行属什么性质？为什么？

（2）病例在时间分布上有何特点？说明什么问题？

（3）病例在地区分布上有何特点？对你有什么启示？

（4）病例在人群分布上有何特点？本部和二部人群分布有差别吗？

（5）根据以上结果，如何进行下一步的流行病学调查？

实习十六 病例对照研究资料分析

一、目的要求

初步学习病例对照研究资料的基本分析方法。

二、实习内容

病例对照研究是选定一组患有某种疾病的人群作为病例组，一组未患有该种疾病的人群作为对照组，调查两组人群过去与所研究的疾病有关的某些因素的暴露情况，通过比较两组的暴露率或暴露水平的差异，以分析该疾病与这些因素间是否存在关联及其关联程度大小的一种观察性研究方法。常见的有成组病例对照研究、匹配病例对照研究。特别适用于罕见病的研究，节省人力、财力、物力，短时间即可出结果，但不适于研究暴露比例很低的因素，检验病因假说的能力较弱。常见的偏倚有选择偏倚（入院率偏倚、现患病例-新发病例偏倚、检出症候偏倚、无应答偏倚），信息偏倚（暴露怀疑偏倚、回忆性偏倚、报告偏倚）、混杂偏倚。病例对照研究资料的整理表见表16-1，表16-2。

表 16-1　成组病例对照研究资料整理表

暴露史	病例组	对照组	合计
有	a	b	$a+b$
无	c	d	$c+d$
合计	$a+c$	$b+d$	$a+b+c+d=N$

表 16-2　1：1 匹配病例对照研究资料整理表

对照组	病例组		合计
	有暴露史	无暴露史	
有暴露史	a	b	$a+b$
无暴露史	c	d	$c+d$
合计	$a+c$	$b+d$	$a+b+c+d=N$

三、案例

从实习十五现况调查疾病分布情况分析，可见该单位是一次严重的细菌性痢疾暴发流行。从疾病的地区分布和人群分布可见，二部职工罹患率明显高于本部。痢疾暴发流行主要传播因素有水、食物。该单位使用同一自来水，二部与本部没有差别，故水不是主要传播因素。食物因素有：①食堂供应的食物；②冷饮供应室供应的冷饮。

（一）用膳地点与发病关系调查结果

用膳地点与发病关系调查结果见表 16-3。

表 16-3 不同用膳地点的人群腹泻罹患率

用膳地点	人数	发病数	罹患率/%
二部食堂	1 309	354	
本部食堂	1 696	183	
家中	764	150	
外处	125	16	
合计	3 894	703	

问题讨论

（1）计算不同用膳地点的人群腹泻罹患率。

（2）判断食堂供应食物是不是本次痢疾暴发流行的主要传播因素。

（二）二部冷饮室冷饮供应情况调查

供应品种，30 日为冰冻豆浆及少量冰棒，31 日为冰棒。每个职工凭票领取，同时尚可零售，本部职工家属和外来人员均可购买。如欲运用病例对照研究验证主要传播因素，请你考虑：

（1）应如何进行病例对照调查研究设计？

1）应如何选择研究对象（包括病例组、对照组），如何设计分组？

2）普查还是抽样调查？应如何抽样？

（2）如何抽样？

采用机械抽样法，按门牌号顺序抽出 200 例确诊病例，同时按门牌号顺序抽取同性别、同年龄组非病例 200 人做对照，调查病例组和对照组对象三天内冷饮史。经调查发现病例组中既有豆浆冷饮史又有冰棒冷饮史的有 160 人，只有豆浆冷饮史和只有冰棒冷饮史的各 19 人，2 人未食冷饮。对照组中既有豆浆冷饮史又有冰棒冷饮史的有 72 人，只有豆浆冷饮史和只有冰棒冷饮史的分别为 9 人和 41 人，78 人未食冷饮。

问题讨论

（1）请整理冷饮史（冰冻豆浆与冰棒）与痢疾发病情况表，分别计算病例组和对照组冷饮史的比值。

（2）判断哪一种冷饮是这次痢疾暴发流行的主要传播因素。

实习十七　队列研究资料分析

一、目的要求

初步学习队列研究设计和基本分析方法。

二、实习内容

队列研究是将一群未患有所研究疾病的人群分为两组：即暴露于所研究疾病的某种可疑因素或特征组与未暴露于所研究疾病的某种可疑因素或特征组，然后对这两组人群进行随访观测，通过比较两组人群所研究疾病的发病率或死亡率差异，从而判断某种可疑因素或特征与所研究的疾病间是否存在关联及其关联程度大小的一种观察性研究方法。常见的有前瞻性队列研究、历史性队列研究及双向性队列研究。特别适用于常见病的研究，可以直接得到发病率或死亡率，有较强的验证病因假说的能力，但是需要耗费较多的人力、财力、物力以及时间，不适用于发病率很低的疾病研究。常见的偏倚有失访偏倚、选择偏倚、测量偏倚、混杂偏倚。队列研究资料整理表见表 17-1。

表 17-1　队列研究资料整理表

分组	病例	非病例	合计	发病率
暴露组	a	b	$a+b=n_1$	a/n_1
非暴露组	c	d	$c+d=n_0$	c/n_0
合计	$a+c=m_1$	$b+d=m_0$	$a+b+c+d=T$	

三、案例

在实习十六病例对照研究的基础上进一步确定进食某种冷饮与发病的关联，拟采用历史性队列调查研究方法，请完成下列作业。

（一）队列研究设计大纲要点

（1）确定研究因素，应如何消除混杂因素？

（2）应如何选择研究对象？如何确定对照人群？

（3）应如何回顾追访研究人群的冷饮史？

（二）回顾性追访调查的结果

（1）冷饮史与发病关系见表 17-2。

1）请计算暴露组（有冷饮史）和非暴露组（无冷饮史）的相对危险度。

2）你能根据这一结果判断主要传播因素吗？为什么？可以采取什么方法来弥补？

表 17-2　冷饮史与发病关系

冷饮史(冰棒或冰冻豆浆)	调查人数	发病人数	罹患率/%	RR
有	2 596	689		
无	1 298	14		
合计	3 894	703		

（2）采用分层分析方法，将吃过或未吃过冰棒人群，再分成喝过、未喝过豆浆两组进行分析，结果见表 17-3。

表 17-3　不同冷饮史与发病关系

吃冷饮史	喝过豆浆者			未喝过豆浆者			合计		
	人数	病例数	罹患率/%	人数	病例数	罹患率/%	人数	病例数	罹患率/%
吃过冰棒者	1 358	557		796	69		2 129	626	
未吃过冰棒者	179	64		1 651	13		1 765	77	
合计	1 537	621		2 447	82		3 894	703	

1）计算各组罹患率，并计算相应的相对危险度。

2）判断这次痢疾暴发流行的主要传播因素是什么？为什么？

（三）现场调查结果

二部冷饮组工作人员都是临时从各科室抽来，其中尚有 9 名中学生帮助生产。

生产过程：先将煮熟的饮料在室外冷却 5～7 h，随后放入冰盒冷冻或将冰块放入饮料后直接出售。该冷饮供应室存在的主要问题如下。

（1）工作人员与临时工均未经体格检查和带菌检查。

（2）生产车间与周围环境卫生条件较差。后门外即有化粪池，有粪水溢出，苍蝇较多。

（3）缺乏安全卫生制度和隔离制度，常有冰块外借情况。8 月 29 日某科室因生产需要借取食用冰块两块，当晚退回一块，次日又将该冰块放入豆浆内供应。

根据以上情况，请提出有效的防治措施。

实习十八　诊断与筛检试验的评价

一、目的要求

（1）掌握诊断与筛检试验的评价指标及计算方法。

（2）了解诊断与筛检试验标准的选定原则。

二、实习内容

筛检是运用快速的检验、检查或其他手段，从表面健康的人群中发现那些可能有病或有缺陷者。筛检试验只是将人群中可能有病或有缺陷者同可能无病的人区分开来，它仅是一个初步检查，对筛检试验阳性和可疑阳性的人，需进一步做确诊检查，确诊后进行治疗。其目的主要在于早期发现某些疾病，以便进一步诊断、治疗或延缓疾病的发生，达到早期发现、早期诊断、早期治疗的目的。筛检的应用原则：①被筛检的疾病是当地一个重大的公共卫生问题；②具备有效的治疗方法；③被筛检出来的疾病有进一步确诊的方法与条件；④自然史明确；⑤有较长的潜伏期或可识别的临床前期；⑥有简便、快速、经济、安全、可靠，容易被群众接受的筛检方法；⑦具有良好的筛检效益。

诊断试验指应用各种试验、医疗仪器等手段将患者与可疑有病而实际无病的人区分开来，以确定或排除疾病的试验方法。主要目的是对患者病情做出及时、准确的判断，以采取相应的治疗措施。

诊断的应用原则：①灵敏度与特异度较高；②科学、准确，尽量减少损伤与痛苦。筛检试验与诊断试验在目的、对象、要求、费用、结果处理方面各不相同。试验检查结果真实性评价模式表见表 18-1。

表 18-1　试验检查结果真实性评价模式表

筛检（诊断）试验	经标准确诊		合计
	有病	无病	
阳性	a	b	$a+b$
阴性	c	d	$c+d$
合计	$a+c$	$b+d$	$a+b+c+d$

（一）诊断与筛检的评价指标

【课题一】　糖类抗原 19-9（carbohydrate antigen 19-9，CA19-9）为一种无损伤的非侵入性的胰腺癌诊断方法。为评价此法的真实性，使用该方法同时检测了 55 例经病理确诊的胰腺癌患者和 58 例非胰腺癌人群，结果见表 18-2。

请计算此法的灵敏度、特异度、假阳性率、假阴性率、约登指数、阳性预测值、阴性预测值。

表 18-2　CA19-9 检测胰腺癌患者和非胰腺癌人群的结果

CA19-9	胰腺癌患者/例	非胰腺癌人群/例	合计/例
阳性（≥75 U）	47	10	57
阴性（<75 U）	8	48	56
合计	55	58	113

（二）诊断与筛检试验的影响因素

【课题二】　CA19-9 在人群中的分布为一连续分布。图 18-1 为 CA19-9 在胰腺癌患者和非胰腺癌人群中的分布示意图，若使用 CA19-9 在人群中作筛检或诊断，请回答：

（1）为使灵敏度最高，诊断标准应取多少？该点灵敏度是多少？此时假阴性率是多少？

（2）为使特异度最高，应取什么标准？此时的特异度是多少？假阳性率是多少？

（3）已知青光眼人群和正常人群的眼压的分布图与 CA19-9 的分布图相似，若同时使用此两种方法在人群中筛检这两种疾病，在选取标准时是否相同？为什么？

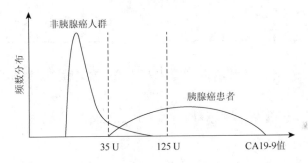

图 18-1　胰腺癌患者和非胰腺癌人群 CA19-9 分布示意图

【课题三】　当使用 CA19-9 筛检或诊断胰腺癌时，不同的诊断标准得到的灵敏度和特异度不一样，两者的关系见表 18-3。

表 18-3　不同诊断标准测得的 CA19-9 的灵敏度和特异度

CA19-9/U	灵敏度/%	特异度/%
>37	98.1	76.0
>75	85.5	82.8
>120	80.0	86.2

已知甲地区人口为 10 万人，胰腺癌患病率为 30/10 万；乙地区人口也为 10 万，其胰腺癌患病率为 15/10 万。如果分别以 CA19-9 大于 37 U 和大于 75 U 作为阳性诊断标准，同时在这两个地区进行胰腺癌筛检。请回答：

（1）请将预期筛检结果填入表 18-4 中。请问预测值与现患率有何关系？

（2）当医生拿到来自两个患病率差异较大的地区的患者阳性或阴性结果时，其临床意义大小有无差异？为什么？

表 18-4　两地区胰腺癌预期筛检结果

诊断标准/U	现患率/(1/10 万)	阳性预测值	阴性预测值
>37	30		
>37	15		
>75	30		
>75	15		

（三）联合试验

【课题四】　某学者同时使用 CA19-9 和 B 超联合检测胰腺癌患者和非胰腺癌人群，结果见表 18-5。

表 18-5　CA19-9 和 B 超联合检测胰腺癌患者和非胰腺癌人群的结果

CA19-9	B 超	胰腺癌患者/例	非胰腺癌人群/例
+	−	3	4
+	+	44	6
−	+	5	23
−	−	3	25

（1）请分别计算各单项试验及并联试验和串联试验的灵敏度、特异度。

（2）与各单项试验比较，联合试验的灵敏度、特异度有何变化？

（3）联合试验在临床确诊和鉴别诊断方面有什么意义？

三、案例

（一）案例 1

某镇人口为 10 000 人，估计糖尿病的患病率约 1.5%，用检查血糖含量方法诊断糖尿病患者，并规定 180 mg/dL 及以上为阳性。试验的敏感度和特异度分别为 22.7% 和 99.8%。请绘制四格表，并填入近似的数据，计算下列数值。

（1）假阳性率。

（2）假阴性率。

（3）阳性预测值。

（4）阴性预测值。

（5）如检查人口为 100 000 人，将发生假阳性、假阴性各多少？

（二）案例 2

若诊断试验的灵敏度增加，取血糖诊断水平为 130 mg/dL，灵敏度为 44.3%，特异度为 99.0%，请绘制四格表，并填入相应数据。当受检人口为 10 000 人，估计患病率为 1.5%。计算下列数值。

（1）假阳性率。

（2）假阴性率。

（3）阳性预测值。

（4）阴性预测值。

（5）从问题（1）和问题（2）所得数据你看出什么问题？

（6）如检查人口为 100 000 人，将会发现多少假阳性和假阴性？

（7）如果由你制订糖尿病普查计划，你采用血糖含量 130 mg/dL 还是 180 mg/dL 为诊断水平？为什么？

（三）案例 3

若诊断试验的灵敏度和特异度仍为 44.3% 和 99.0%，但患病率较原来高，约 2.5%。诊断水平仍为 130 mg/dL，检查人口为 10 000 人，请绘出四格表，计算下列数值。

（1）假阳性率。

（2）假阴性率。

（3）阳性预测值。

（4）阴性预测值。

（5）从问题（2）和问题（3）的数据，能看出什么问题？

（6）如检查人口为 100 000 人，将会发现多少假阳性和假阴性？

（四）案例 4

重复检查对普查结果的影响。重复检验可以是同一种方法多次检验，也可以用不同方法重复检验。重复的方式，可以作平行的并列检验，也可作纵向的相继检验，判断标准见表 18-6。

表 18-6　重复检验判断结果的标准

重复检验方式	结果		判定结果
	试验 1	试验 2	
平行并列检验	+	+	+
	+	−	+
	−	+	+
	−	−	−
纵向相继检验	+	+	+
	+	−	−
	−	不必做	−

今对该镇居民检查尿糖及血糖，结果见表 18-7。

表 18-7　尿糖及血糖结果

检验结果	糖尿病人数	非糖尿病人数
尿糖阳性，血糖阴性	7	3
血糖阳性，尿糖阴性	23	11
两者均阳性	124	7 620
两者均阴性	199	7 641

请计算下列各项的灵敏度及特异度。

（1）血糖试验。

（2）尿糖试验。

（3）纵向相继检验（尿糖→血糖）。

（4）平行并列检验（尿糖及血糖）。

（5）与单一的检验方法相比。两种合并检验法的敏感度和特异度有何改变？

（6）如果你主持一项较大规模的糖尿病普查，你愿意采用哪一种单一方法或哪一种合并的方法？

（五）案例 5

在以下疾病的普查中，若将非患者误认为患者，将会产生什么后果？

（1）乳腺癌。

（2）糖尿病。

（六）案例 6

若将可能的病例遗漏，你对试验的道德问题有何意见？

（1）乳腺癌。

（2）糖尿病。

（七）案例 7

你认为一个好的普查试验应具备哪些特征？

（八）案例 8

在普查试验的准确度和精确度方面，试验或人为的观察所起的作用如何？试验本身会有什么影响？

（九）案例 9

如果对某病没有有效的治疗方法或对检查出来的阳性者所配套的医疗条件很有限，在这种情况下，你认为采用普查试验的意义如何？

实习十九　临床随机对照试验

一、目的要求

（1）了解实验流行病学和临床试验的概念及特点。

（2）掌握临床试验设计的基本原则、方法、步骤和内容评价。

二、实习内容

链霉素治疗肺结核——历史上第一个随机对照临床试验

1. 背景资料

肺结核在 1946 年之前是不治之症，患上它就等于判了死刑。历史上不少名人比如契诃夫、劳伦斯等都是死于该病。医生们曾尝试过多种治疗方法，但是没有发现一种真正有效的疗法。1946 年美国 Rutgers 大学的研究团队发现了第二种应用于临床的抗生素——链霉素，它的抗结核杆菌的作用，开创了结核病治疗的新纪元。

1948 年 Geoffrey Marshall 等在英国医学会会刊（Biomedical Journal，BMJ）上发表了链霉素治疗肺结核的临床试验，它是历史上第一个随机对照试验。研究的目的是评价链霉素治疗肺结核的有效性和安全性。

2. 试验方案简介

该研究是在英国医学会领导下开展的世界上第一个临床随机对照试验，试验结果肯定了链霉素治疗肺结核的疗效。其中统计学家 Hill 对于临床试验起了科学的引领作用，从根本上改进了临床研究的质量。例如，随机分组思想的运用人为控制了混杂因素，而盲法评价的实施减少了偏倚，对于治疗性研究的正确开展有着不可估量的影响，开创了临床随机对照的新纪元。

3. 试验目的

评价链霉素治疗肺结核的有效性和安全性。

4. 目标人群

入组经细菌学确诊的，年龄为 15～30 岁的双侧急性进展性原发性肺结核患者，排除陈旧性肺结核、肺结核空洞患者。

5. 研究设计方法

采用多中心、随机、空白对照设计。

6. 随机分组及治疗方法

随机是临床试验设计的第一原则，应贯穿于研究的整个过程，具体体现在每个研究对象被分配到试验组或对照组的机会相同，保证各组之间的可比性。该研究采用了随机分组信封，对于每一个符合入排标准的患者，依次打开一个信封，按照里面安排的组别进行。随机信封极大地方便了临床试验的操作，保证入组前的评价是盲法的，避免了分组的偏倚。本试验如不随机，把患病较严重的患者分到对照组，而轻的患者分到治疗组，结果可想而知。临床试验中，一般用计算机程序产生随机数。试验组接受链霉素治疗并卧床休息，对照组为卧床休息（当时除卧床休息，别无他法）。

7. 评价指标

主要疗效指标：治疗后 6 个月的生存率和 6 个月时胸部 X 线片的明显改善率。

次要疗效指标：治疗后身体一般状况，体温、体重、血沉等的变化，以及女性月经情况等。

安全性评价：原文中没有提及样本量是如何估计的，也没有提及使用的是何种假设检验方法，只提供了假设检验的 P 值。

8. 主要结果与结论

试验从 1947 年 1 月到 9 月，共入组 109 名受试者，其中 2 名在正式接受治疗前死亡，最终分析 107 名受试者，其中试验组 55 名，对照组 52 名，入组时的基本情况见表 19-1。

表 19-1　试验组和对照组入组时的基本情况

项目	健康指标及分级	试验组	对照组
一般身体状况	好	8	8
	一般	17	20
	差	30	24
第一周夜间最高体温/℃	36.70~37.15	3	4
	37.20~37.75	13	12
	37.80~38.25	15	17
	38.3~	24	19
血沉/(mm/h)（魏氏法）*	0~10	0	0
	11~20	3	2
	21~50	16	20
	51~	36	29

*对照组中有一人未检验血沉

经 6 个月的治疗，主要疗效见表 19-2。

表 19-2　治疗 6 个月后的主要疗效

组别	转归						合计
	明显改善	改善	稳定	恶化	明显恶化	死亡	
试验组	28（51%）	10（18%）	2（4%）	5（9%）	6（11%）	4（7%）	55（100%）
对照组	4（8%）	13（25%）	3（6%）	12（23%）	6（11%）	14（27%）	52（100%）

问题 1：本研究是什么类型的流行病学研究？

问题 2：本试验研究在设计和分析上有何不足？

问题 3：计算两组 6 个月后的明显改善率和死亡率有无统计学差别？

问题 4：试验组和对照组可比性是否满意？为什么？

问题 5：临床试验中为什么要随机化？

问题 6：临床试验中为什么要设立对照组？

实习二十　突发公共卫生事件处理

一、目的要求

（1）掌握突发公共卫生事件的概念、特点、分类、分级，医疗卫生机构的责任。

（2）熟悉群体性不明原因疾病现场控制措施、救治与隔离原则、患者转运的要求。

（3）了解通过流行病学调查的方法进行现场调查研究。

二、实习内容

1. 背景介绍

人类一直面临传染病的威胁。旧的传染病还没有完全消灭，新的传染病又不断出现，甚至成为人类重大公共卫生问题。2019 年末出现的新型冠状病毒肺炎（简称"新冠肺炎"，英文为 COVID-19）迅速蔓延引起世界大流行。新型冠状病毒肺炎是一种具有高度传染性的急性呼吸道疾病。2019 年 12 月在中国湖北省武汉市发现并确诊新型冠状病毒肺炎病例后，中国政府迅速采取措施，有力地控制了疾病的大面积传播和蔓延。但是由于各个国家对其认识和采取的措施的差异，新冠肺炎已经发生世界的大流行。据世界卫生组织资料，截至 2020 年 11 月 8 日 14 时，全球累计已有 50 216 968 人确诊，1 252 233 人死亡。一些地方已经开始注射疫苗，但疫苗的效果需要时间和大量的样本来验证。目前尚缺乏针对病原体的有效药物，仍然以预防为主，如一级预防（病因预防）、二级预防（早发现、早诊断、早报告、早隔离、早治疗）为主，治疗主要是对症支持治疗。

2. 案例分析

武汉市卫生健康委员会（以下简称武汉市卫健委）官网 2020 年 1 月 5 日发布消息称，2019 年 12 月 31 日以来，武汉市卫健委在全市开展了不明原因的病毒性肺炎病例搜索和回顾性调查工作。截至 2020 年 1 月 5 日 8 时，武汉市共报告符合不明原因的病毒性肺炎诊断患者 59 例，其中重症患者 7 例，其余患者生命体征总体稳定，目前所有患者均在武汉市医疗机构接受隔离治疗，无死亡病例。在 59 例患者中，病例最早发病时间为 2019 年 12 月 12 日，最晚发病时间为 12 月 29 日；已经追踪到 163 名密切接触者并进行医学观察，密切接触者的追踪工作仍在进行中。

武汉市卫健委官网 1 月 11 日继续发布消息称，在"不明原因的病毒性肺炎"病原体初步判定为新型冠状病毒之后，国家、省市专家组立即对不明原因的病毒性肺炎诊疗、监测等方案进行修订完善。武汉市卫健委组织对现有患者标本进行了检测，截至 2020 年 1 月 10 日 24 时，已完成病原核酸检测。国家、省市专家组对收入医院观察、治疗的患者临床表现、流行病学史、实验室检测结果等进行综合研判，初步诊断有新型冠状病毒感染的肺炎病例 41 例，其中已出院 2 例、重症 7 例、死亡 1 例，其余患者病情稳定。所有密切接触者 739 人，其中医务人员 419 人，均已接受医学观察，没有发现相关病例。

疫情发生以来，武汉市在国家和湖北省的支持下，各相关部门通力协作，防治工作有序进行：一是全力救治患者，制订诊疗工作方案，切实做到早发现、早诊断、早隔离、早治疗，集中专家和资源全力救治；二是深入开展流行病学调查，调查发现患者主要为武汉市华南海鲜批发市场经营、采购人员，2020 年 1 月 1 日已对华南海鲜批发市场采取休市措施，并对全市公共场所，特别是农贸市场进一步加强防病指导和环境卫生管理；三是广泛宣传防病知识，增强公众自我防护意识；四是配合国家和省科研机构进行病原学研究；五是配合国家卫生健康委及时向世界卫生组织等通报疫情信息。

问题 1：该事件是否为公共卫生事件，依据是什么？如果是，属于哪一级事件？

问题 2：作为临床医生参与该事件调查核实，你最需要了解什么信息？怎么去获取？需要采取什么控制措施？

问题 3：医疗卫生机构在该事件中的责任是什么？

问题 4：疑似不明原因的传染性疾病现场控制措施与救治原则是什么？

问题 5：转运患者的注意事项有哪些？

问题 6：医学生掌握足够的公共卫生事件防治知识在应对不明原因突发传染性疾病中具有非常重要的作用，目前国内外对大学生有关突发公共卫生事件的调查较少。请设计一份调查问卷，了解大学生对目前流行的传染性疾病中的任意一种（新型冠状病毒肺炎、甲型 H1N1 流感、结核、鼠疫、布鲁氏菌病、手足口病、艾滋病等）的知识、态度和行为进行调查，本调查的结果可以为学校及相关的卫生部门有针对性地开展突发传染性疾病防控工作提供科学依据。

参 考 文 献

陈峰，于浩，2015. 临床试验精选案例统计学解读. 北京：人民卫生出版社.

范杉，郭怀兰，邓青，2012. 预防医学实习指导. 2 版. 北京：科学出版社.

傅华，2018. 预防医学. 7 版. 北京：人民卫生出版社.

郭秀花，2017. 医学统计学与 SPSS 软件实现方法. 2 版. 北京：科学出版社.

李康，贺佳，2018. 医学统计学. 7 版. 北京：人民卫生出版社.

史周华，2016. 医学统计学. 2 版. 北京：人民卫生出版社.

唐焕文，2011. 环境卫生与职业卫生学实习指导. 北京：科学出版社.

朱启星，2018. 卫生学. 9 版. 北京：人民卫生出版社.